摩訶般若波羅蜜多心経

観自在菩薩行深般若波羅蜜多時照見五
蘊皆空度一切苦厄舎利子色不異空空不
異色色即是空空即是色受想行識亦復如
是舎利子是諸法空相不生不滅不垢不浄
不増不減是故空中無色無受想行識無眼
耳鼻舌身意無色声香味触法無眼界乃至
無意識界無無明亦無無明尽乃至無老死
亦無老死尽無苦集滅道無智亦無得以無
所得故菩提薩埵依般若波羅蜜多故心無
罣礙無罣礙故無有恐怖遠離一切顛倒夢
想究竟涅槃三世諸佛依般若波羅蜜多故
得阿耨多羅三藐三菩提故知般若波羅蜜
多是大神呪是大明呪是無上呪是無等等
呪能除一切苦真実不虚故説般若波羅蜜
多呪即説呪曰
掲諦掲諦 波羅掲諦 波羅僧掲諦 菩提薩婆訶
般若心経

年　月　日　氏名　敬写

般若心経なぞり書き

えんぴつ写経

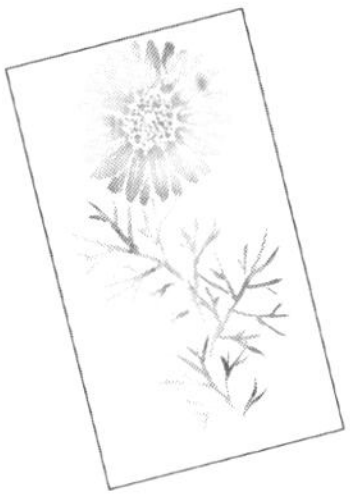

監修／川島隆太（東北大学教授）

解説／高台寺 後藤典生　書／荒井湧山

Gakken

年　　月　　日～　　　　年　　月　　日

お名前

はじめに

えんぴつで本格的な写経を楽しみましょう

写経の素晴らしさを「えんぴつ」で！

えんぴつで写経を始めてみませんか。写経は、筆で行われることが多いのですが、この本は、えんぴつで手軽に写経を経験していただけるように工夫を凝らして作られています。下の毛筆と硬筆の文字を見ると、毛筆の文字の芯にあたるラインが、硬筆の文字にあたることがわかります。えんぴつでなぞり書きすることで、毛筆の文字のつくりも覚えていくことができます。えんぴつで写経に慣れたら、毛筆で挑戦してみるのもいいですね。

なぞり書きしながら、心を穏やかに、深い意味に触れましょう。

仏教の経典のなかで最も短いものの一つである般若心経には、お釈迦さまの教えが凝縮しているといわれます。本書では、京都・高台寺のご協力を得て、各語の解釈や現代語訳、教えについて豊富に盛り込みました。50日間で写経を完成し、教えの全体像も理解できるように構成されています。一日一日、深い意味をじっくりと味わいながら、なぞり書きをしてみてください。

経文を声に出して読んで写経をすることで、脳が若返ります。

また、この本は、東北大学の川島隆太教授の監修で、心を整えながら、大切な脳を活性化するように構成されています。日々練習する経文をまず声に出して読み上げ、次に写経することで脳が生き生きと働きます。本書をおともに、脳に良い二つの作業、音読と写経に、心を落ち着けて集中して取り組みましょう。無心になってひたすらお経を唱え、写経することで、仏教の教えも自然に体にしみてくるでしょう。

硬筆の文字　毛筆の文字

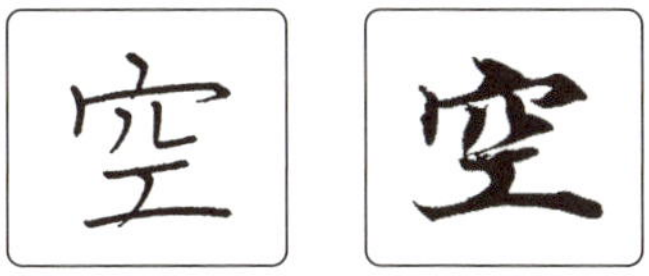

硬筆と毛筆の文字の比較

毛筆の文字の芯にあたるのが
硬筆の文字です。

「えんぴつ写経」で脳を元気にしましょう！

東北大学 川島隆太 教授

私が長らく取り組んでいる「脳機能イメージング研究」は、MRI（磁気共鳴画像法）のような機械で脳を撮影し、流れている血液の量に応じて、脳のどの部分が働いているかを調べるというものです。

この研究から、「文字を書く」「声に出して読む（音読）」「単純計算」が、脳の前頭葉《ぜんとうよう》にある前頭前野《ぜんとうぜんや》を大変活発に働かせることが科学的にわかっております。また本書にある「硬筆の写経」も脳の活性化に高い効果があることも実験で明らかになりました。

パソコンやスマートフォンが普及した今の社会では、手書きで文字を書く習慣がどんどん減ってきています。その分、脳を使う機会も減っているということです。手書きで書こうとすると、「漢字が思い出せない」という経験をしたことが、皆さんにもあるかもしれません。パソコンのキーボードではなく、手先を使って文字を書く、しかもはっきりした目的を持って手書きで行うことが、脳の活性化で非常に大切です。

この本は、「写経」という明確な目的で文字を書き、また経文を声に出して読むことで脳を鍛えることができます。えんぴつを使って気軽に写経ができますから、毎日の日課に、楽しみながら脳のトレーニングをしましょう。脳が元気なのは朝です。朝の日課に取り入れてもいいですね。

脳の中で一番大切な「前頭葉」を鍛えましょう

人間の大脳は、大きく前頭葉、頭頂葉《とうちょうよう》、後頭葉《こうとうよう》、側頭葉《そくとうよう》の4つに分けられます。それぞれの部位によって機能が分担されていますが、中でも最も重要なのが、前頭葉にある前頭前野といわれる部分です。ここでは、思考する、言葉でのコミュニケーション、感情のコントロール、意思決定、「～してはいけない」という情動の抑制など、人間らしい非常に高度な働きを行っています。つまり人間らしい生活をする上で前頭前野が非常に重要な役割をしていますから、ここを鍛えることが「人間がより良く生きる」ために有効なのです。

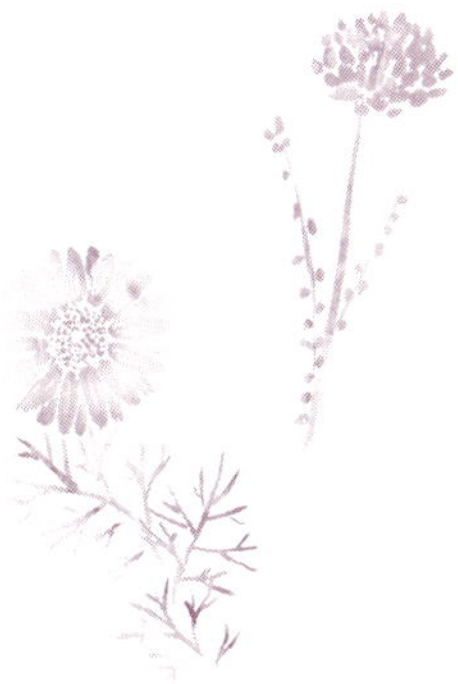

「硬筆の写経」で脳が活性化します

どんな作業で脳が活性化するのかを調べるために、多数の実験を東北大学と学研との共同研究によって行いました。この研究のなかで、硬筆によるなぞり書きの写経を実験したところ、写経をしているときには、前頭葉の働きが大変活発になることがわかりました。実験で前頭葉の脳血流の変化を調べたところ、硬筆で写経しているときに脳の血流が増え、活性化していたのです。

経文をえんぴつなどでなぞり書く「硬筆の写経」は、明確な目的を持って集中して取り組めることから、非常に効果があります。体のための健康法があるように、脳にも健康法があります。本書の写経と音読でぜひ毎日脳を鍛えていきましょう。

般若心経の教え

写経という体験から仏教の智慧《ちえ》を得てください

高台寺 後藤典生

私がおります高台寺は禅寺です。禅の庭というのはまさに仏教そのもので、無駄を削って削って必要最小限でその教えを表しています。これは、人生観にも似ているかもしれません。生きていくのに多くのものはいらない、必要最小限のものだけ持っていれば、命はそこにあります。多くのものを持ちすぎるとかえって不幸になる。まさに、「彼岸《ひがん》」（「脱ぎ捨てる」という意味があります）、「彼岸に至る」という、般若心経の一つの真髄《しんずい》です。

わずか二百六十六文字に込められた教え、これは膨大な仏教の教えを削って削って削り取り、仏教のエキスを集約したものです。短い経文ですが、教えを凝縮しているために、そこにはとてつもなく奥深い内容が込められています。

仏教がインドで誕生したのは、およそ2500年前。玄奘三蔵法師《げんじょうさんぞうほうし》がインドへ経典を求めて弟子たち四十数名と旅に出たのが630年ごろです。インドから帰還したときは、弟子たちの半分以上が倒れ、残ったのは三蔵法師ほか十数名だったと言われています。そして、その膨大な数の教典を必要最小限にまとめたものが現代にまで多くの方に親しまれている「般若心経」なのです。

その教えのポイントは、こだわることがない「空《くう》」、そして「心の自由」を説いてあることです。「五蘊《ごおん》」、「色即是空《しきそくぜくう》」……語句自体の意味をひとつひとつ解説していくと、どんどん意味が広がっていき、解釈が難しい面もあります。

そこで、ここでは経文に何回も出てくる「空」という言葉。これを簡単にみなさんにお伝えしますと、決して「空《むな》しい」という意味ではなく、「自由自在で何ものにも縛《しば》られない」。そうすることによって、「心の自由」が得られますよ、ということではないかと思います。やがてそれは「智《ち》慧《え》」の修得につながっていきます。人生で大事なのは、この「智慧」を得てそれを死ぬまで実践していくことではないでしょうか。

仏教の教えを知識として頭でわかることが「智慧」ではなく、体験し実践していく中から得られたものが「智慧」。そして命の尽きるまでその一瞬を生きていく、命を最後までまっとうしていく、これが仏教徒の生きかたなのです。

写経をする、お経をとなえる、というのはまさに仏教の「体験」です。ひたすら無心に写経する、経をとなえる、繰り返し繰り返し、ひたすら没頭する、そうしていくうちに、仏さまの教えにふっと気づくことがあるでしょう。

一瞬一瞬を大事に、無心に取り組んでください。

般若心経なぞり書き
えんぴつ写経

もくじ

この本の使い方

50日間で般若心経を一巡り！

「えんぴつ写経」4つのポイント

毎日続けてこそ、脳を元気にする効果があります。

この本は、般若心経《はんにゃしんぎょう》の全体を第一部から第九部に分け、毎日10～15分程度、少しずつ取り組み50日間で完成するように構成されています。**体と同じく脳も使わなければ衰えます**から、毎日、短時間でも続けることが脳の健康を守る上で非常に重要です。脳が元気な朝に取り組むとより効果的です。

経文の音読と写経がセットで1日分。心を穏やかにし、静かに取り組みましょう。

まずその日に練習する経文を声に出して読み、次に写経に取り組みます。この2つの作業を毎日続けて心を整え脳を元気にさせましょう。

経文は黙読（声を出さずに読む）だけではなく、**声に出してはっきり音読する**とよいでしょう。

また、テレビを見ながらなど、何かをしながらではなく、静かな環境で集中して取り組むことが無心になるために重要です。

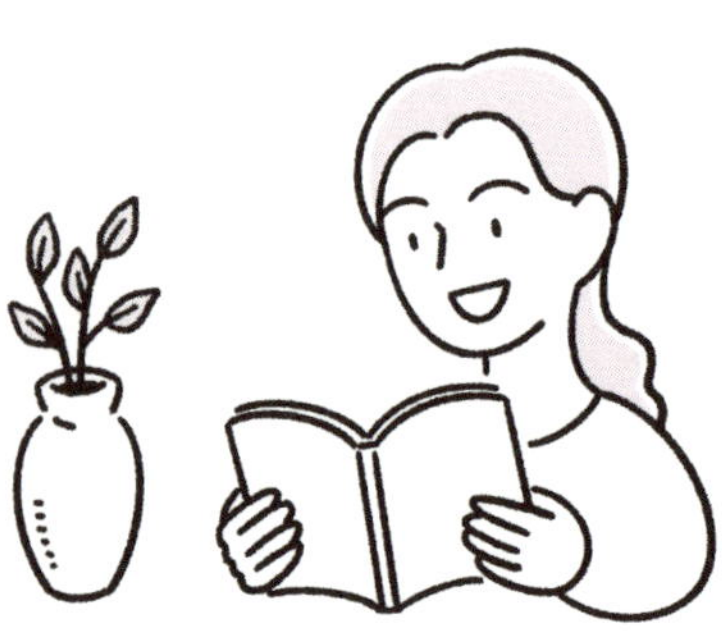

えんぴつはBや2Bがおすすめです。写経特有の美しい字を練習しましょう。

お手本の字をよく見ながら集中して丁寧に書きましょう。

えんぴつはBや2Bなどやわらかいものを使用すると、**線の強弱**をつけることができ、「はね」や「はらい」の際に、**なめらかな線**の変化を表現できます。えんぴつ以外に、万年筆やボールペンなどお好みの筆記具を使用してもかまいません。

写経特有の文字の特徴をつかみ、美しく品格のある文字を書くように努めましょう。

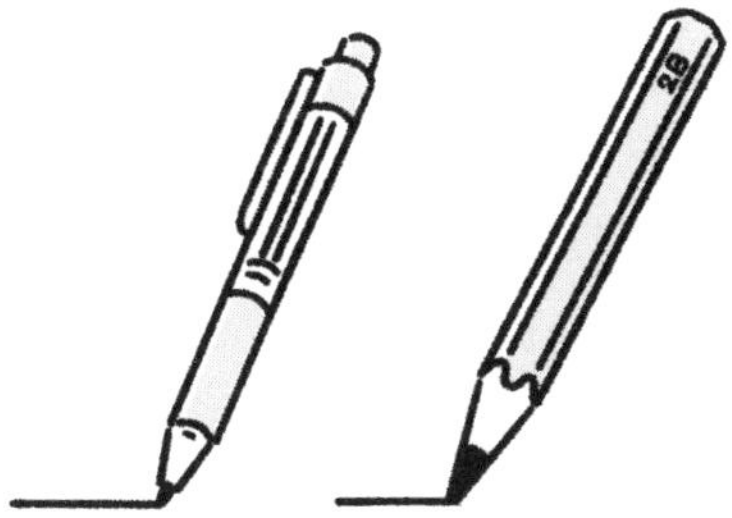

「書き方のポイント」を参考に取り組みましょう。

経文には複雑な漢字が多く含まれています。ページ下の「書き方のポイント」では、「はね」「はらい」「止め」など**点画と筆順のアドバイス**をしています。ぜひ参考にしながら写経の美しい字をなぞり書きしましょう。

日々の積み重ねで、きっと美文字のコツがつかめるでしょう。

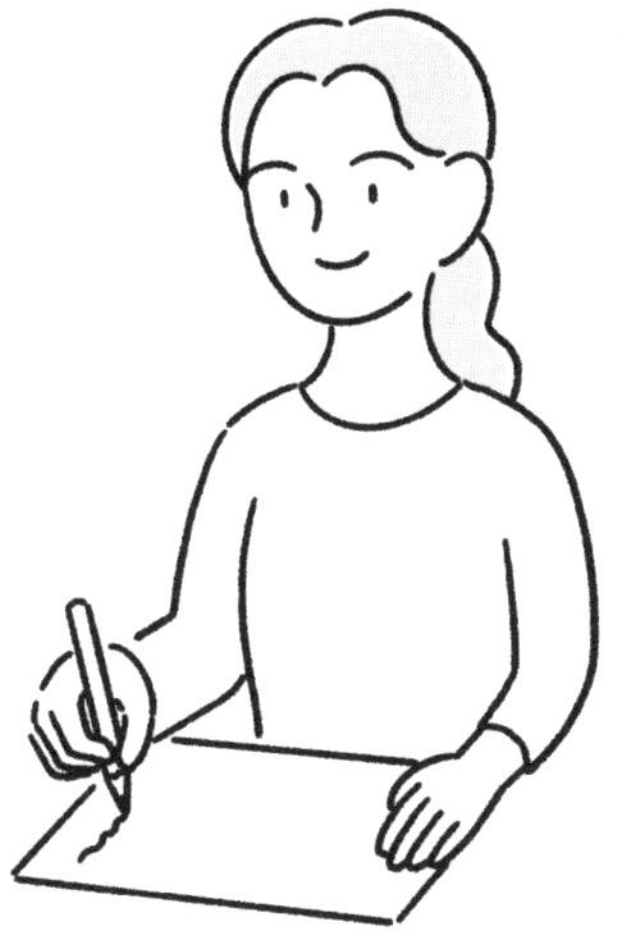

写経を始める前に、般若心経の全文をまず読んでみましょう。

摩《ま》訶《か》般《はん》若《にゃ》波《は》羅《ら》蜜《み》多《た》心《しん》経《ぎょう》

観《かん》自《じ》在《ざい》菩《ぼ》薩《さ》　行《ぎょう》深《じん》般《はん》若《にゃ》波《は》羅《ら》蜜《み》多《た》時《じ》　照《しょう》見《けん》五《ご》蘊《おん》皆《かい》空《くう》

度《ど》一《いっ》切《さい》苦《く》厄《やく》

舎《しゃ》利《り》子《し》　色《しき》不《ふ》異《い》空《くう》　空《くう》不《ふ》異《い》色《しき》　色《しき》即《そく》是《ぜ》空《くう》

空《くう》即《そく》是《ぜ》色《しき》　受《じゅう》想《そう》行《ぎょう》識《しき》　亦《やく》復《ぶ》如《にょ》是《ぜ》

舎《しゃ》利《り》子《し》　是《ぜ》諸《しょう》法《ほう》空《くう》相《そう》　不《ふ》生《しょう》不《ふ》滅《めつ》　不《ふ》垢《く》不《ふ》浄《じょう》

不《ふ》増《ぞう》不《ふ》減《げん》

是《ぜ》故《こ》空《くう》中《ちゅう》　無《む》色《しき》無《む》受《じゅう》想《そう》行《ぎょう》識《しき》　無《む》眼《げん》耳《に》鼻《び》舌《ぜつ》身《しん》意《に》

無《む》色《しき》声《しょう》香《こう》味《み》触《そく》法《ほう》　無《む》眼《げん》界《かい》乃《ない》至《し》無《む》意《い》識《しき》界《かい》

無《む》無《む》明《みょう》亦《やく》無《む》無《む》明《みょう》尽《じん》　乃《ない》至《し》無《む》老《ろう》死《し》　亦《やく》無《む》老《ろう》死《し》尽《じん》

無《む》苦《く》集《しゅう》滅《めつ》道《どう》　無《む》智《ち》亦《やく》無《む》得《とく》
以《い》無《む》所《しょう》得《とく》故《こ》　菩《ぼ》提《だい》薩《さっ》埵《た》　依《え》般《はん》若《にゃ》波《は》羅《ら》蜜《み》多《た》故《こ》
心《しん》無《む》罣《け》礙《げ》　無《む》罣《け》礙《げ》故《こ》　無《む》有《う》恐《く》怖《ふ》
遠《おん》離《り》一《いっ》切《さい》顛《てん》倒《どう》夢《む》想《そう》　究《くう》竟《ぎょう》涅《ね》槃《はん》
三《さん》世《ぜ》諸《しょう》仏《ぶつ》　依《え》般《はん》若《にゃ》波《は》羅《ら》蜜《み》多《た》故《こ》
得《とく》阿《あ》耨《のく》多《た》羅《ら》三《さん》藐《みゃく》三《さん》菩《ぼ》提《だい》
故《こ》知《ち》般《はん》若《にゃ》波《は》羅《ら》蜜《み》多《た》　是《ぜ》大《だい》神《じん》呪《しゅう》　是《ぜ》大《だい》明《みょう》呪《しゅう》
是《ぜ》無《む》上《じょう》呪《しゅう》　是《ぜ》無《む》等《とう》等《どう》呪《しゅう》　能《のう》除《じょう》一《いっ》切《さい》苦《く》　真《しん》実《じつ》不《ふ》虚《こ》
故《こ》説《せつ》般《はん》若《にゃ》波《は》羅《ら》蜜《み》多《た》呪《しゅう》　即《そく》説《せつ》呪《しゅう》曰《わつ》
掲《ぎゃ》諦《てい》掲《ぎゃ》諦《てい》　波《は》羅《ら》掲《ぎゃ》諦《てい》　波《は》羅《ら》僧《そう》掲《ぎゃ》諦《てい》
菩《ぼ》提《じ》薩《そ》婆《わ》訶《か》　般《はん》若《にゃ》心《しん》経《ぎょう》

写経を始める前に、現代語訳をまず読んでみましょう。

心性《しんしょう》の自在《じざい》を観察《かんさつ》し得《う》る人《ひと》は、深広無辺《しんこうむへん》の妙智《みょうち》に透徹《とうてつ》するが故《ゆえ》に、この身《み》も心《こころ》もなべて皆《みな》実相《じっそう》の姿《すがた》なりと悟《さと》り、目前《もくぜん》の虚相《きょそう》にのみ執《とら》われないから、一切《いっさい》の苦厄《くやく》も障《さわ》りとならなくなってしまう。

真実求道《しんじつぐどう》の人々《ひとびと》よ。

この世《よ》にありては、物《もの》も心《こころ》も悉《ことごと》く、実相《じっそう》の姿《すがた》に過《す》ぎないのだ。故《ゆえ》に千差万別《せんさばんべつ》の世界《せかい》も、そのまま真空妙有《しんくうみょうう》の相《すがた》に外《ほか》ならず、一切《いっさい》のはからいを超《こ》える処《ところ》に、真実《しんじつ》の悟《さとり》があるのである。

道《みち》を求《もと》むる人々《ひとびと》よ。

一切《いっさい》のものは何一《なにひと》つとしてそのまま、永遠《とわ》の生命《いのち》、久遠《くおん》の実在《じつざい》ならざるものは無《な》いのだから、生《うま》れたり滅《ほろ》びたり、垢《けが》れたり浄《きよ》まったり、減《へ》ったり増《ふ》えたりする如《ごと》き分別《はからい》は、元来少《もとよりすこ》しも無《な》いのである。

故《ゆえ》にこの悟《さとり》の上《うえ》には、物《もの》も心《こころ》も行《おこな》いも、森羅万象尽《しんらばんしょうことごと》く、有《あ》るが如《ごと》くに見《み》えて真実《しんじつ》にあるの

出典・『禅聖典』

ではない。どうして迷《まよい》の歎《なげ》きに苦《くる》しみ、悟《さとり》の歓《よろこ》びに執《とら》われることがあろう。
そのまま天地《てんち》の真源《しんげん》に立《た》ち、光明三昧《こうみょうざんまい》の生《い》き通《どお》しなのである。

かくの如《ごと》く尊《とうと》き妙智《みょうち》は、万象《ばんしょう》の真源《しんげん》に徹《てっ》し、一切《いっさい》の分別《はからい》と執着《しゅうじゃく》とを解脱《げだつ》しているが故《ゆえ》に、かかる道理《どうり》を体得《たいとく》した人々《ひとびと》は、自《おのず》から無位《むい》の真人《しんにん》となって物《もの》や心《こころ》を自由《じゆう》に使《つか》いこなし、行住《ぎょうじゅう》坐臥《ざが》、心《こころ》に礙《こだわ》りなく、従《したが》って目前《もくぜん》の是非《ぜひ》、本末《ほんまつ》を過《あやま》ることがなく、心《こころ》は常《つね》に大盤石《だいばんじゃく》である。

諸仏菩薩《しょぶつぼさつ》も祖師先哲《そしせんてつ》も、この真空妙有《しんくうみょうう》の妙智《みょうち》を体得《たいとく》せられているが故《ゆえ》に、世《よ》にたぐいなき真実《しんじつ》の悟《さとり》を得《え》られたと云《い》うことが出来《でき》る。

されば、一切《いっさい》の分別《はからい》と執着《しゅうじゃく》とをすて、天地《てんち》の真源《しんげん》に徹《てっ》する妙智《みょうち》こそは、不可思議《ふかしぎ》の力《ちから》をもち、万象《ばんしょう》を包《つつ》む光明《こうみょう》であり、世《よ》に優《すぐ》れたる神秘《しんぴ》をもち、たぐいなき霊力《れいりき》を働《はたら》かすものと云《い》うべきである。かくて世《よ》のあらゆる苦厄《くやく》を浄化《じょうか》し安穏《あんのん》ならしむること必定《ひつじょう》である。

この故《ゆえ》に尊《とうと》い妙智《みょうち》の功力《くりき》を人々《ひとびと》に体得《たいげ》せしむるため、これを呪文《じゅもん》として次《つぎ》の如《ごと》くに説《と》かれている。

往《ゆ》け　往《ゆ》け　さとりの彼《か》の岸《きし》へ
吾《わ》れ他《ひと》ともに到《いた》り得《え》て
さとりの道《みち》を永遠《とわ》に成就《とげ》なん。

第一部の音読

原文を声に出して3回読みましょう。

摩《ま》訶《か》般《はん》若《にゃ》波《は》羅《ら》蜜《み》多《た》心《しん》経《ぎょう》
観《かん》自《じ》在《ざい》菩《ぼ》薩《さ》
行《ぎょう》深《じん》般《はん》若《にゃ》波《は》羅《ら》蜜《み》多《た》時《じ》
照《しょう》見《けん》五《ご》蘊《おん》皆《かい》空《くう》　度《ど》一《いっ》切《さい》苦《く》厄《やく》

第一部の教え

摩訶般若波羅蜜多心経、これは「仏さまの偉大な智慧《ちえ》、大切な教えですよ」という意味です。ここから般若心経が始まります。般若心経は、お釈迦《しゃか》さまの膨大な教えを、凝縮したエキスのようなもの。必要最低限の言葉を残したものです。ですから、この一文にもたくさんの意味がこめられています。心をこめて、ていねいに繰り返し書いてください。

続いてこの冒頭部分では、「観音さまはこの世のすべて、人間も含め一切が『空《くう》』であると悟られた。そのことがわかれば、何ごとにもとらわれないようになり、すべての苦しみや災《わざわ》いからも救われるのだ」と教えてくださいます。

観音さまも私たちと同じよう

現代語訳を声に出して3回読みましょう。

心性《しんしょう》の自在《じざい》を観察《かんさつ》し得《う》る人《ひと》は、深広無辺《しんこうむへん》の妙智《みょうち》に透徹《とうてつ》するが故《ゆえ》に、この身《み》も心《こころ》もなべて皆《みな》実相《じっそう》の姿《すがた》なりと悟《さと》り、目前《もくぜん》の虚相《きょそう》にのみ執《とら》われないから、一切《いっさい》の苦厄《くやく》も障《さわ》りとならなくなってしまう。

に苦しみ、深くきびしい修行の中からこのようにお悟りになられたのです。

　般若心経に書かれてある教えの中心は「空」。まず初めに「そのことが大切ですよ」と私たちに言ってくれているのです。

今日の言葉◆「般若心経」は、仏さまの偉大な智慧、大切な教え。お釈迦さまの教典を集約したエッセンスなのです。

声に出して3回読みましょう。

摩《ま》訶《か》般《はん》若《にゃ》波《は》羅《ら》蜜《み》多《た》心《しん》経《ぎょう》

■偉大なという意味

■「智慧」のこと

■「中心の」といった意味

これから語る般若心経は、仏さまの非常に偉大な「智慧《ちえ》」です。

言葉ごとに書いてみましょう。

摩訶摩訶摩訶摩訶

摩訶摩訶摩訶摩訶

般若般若般若般若

書き方のポイント

摩 トメ

上は小さめに、下にいくに従って左右にゆったりと広げて書きましょう。「林」の最後のはらいは止めます。また、「手」の字は中心より右にあります。

訶

ごんべんは、右をそろえます。「可」の字は、右側を広くとって書きましょう。

波羅蜜多　波羅蜜多

波羅蜜多　波羅蜜多

心経　心経　心経　心経

通して書きましょう。

摩訶般若波羅蜜多心経

蜜

うかんむりは横に幅広く、交差した画は左右に広くのびやかに。これで、「虫」がゆったりと書けます。

多

「夕」は、中心に気をつけながら上を小さく、下を大きくゆったりと書きます。

心

第1画と第2画は、下をそろえます。二つの点を上の方に書き、懐《ふところ》を広く開けましょう。

今日の言葉◆「摩訶」とは、宇宙的な大きさのこと。時には大いなる宇宙に思いをはせてみましょう。

声に出して3回読みましょう。

観《かん》自《じ》在《ざい》菩《ぼ》薩《さ》

■観音さまのこと

■願いごとを聞いてくれる菩薩《ぼさつ》さま（観音さま）

「心性の自在を観察し得る」観音さまが、

言葉ごとに書いてみましょう。

観自在
観自在
観自在

観自在
観自在
観自在

観自在
観自在
観自在

書き方のポイント

観

左の辺は右をそろえるように書くと、つくりの「見」がゆったりと書けます。「見」の最終画は懐《ふところ》を広く取るようにします。

自

中の二本の横画は、右につけないで余白を作ると懐が広く見えます。

第一部 3日目 写経と音読

今日の言葉 ◆ 心の眼を見開けば、物事の本質が見えてくるはずです。

❖ 通して書きましょう。

観自在菩薩

菩薩菩薩菩薩
菩薩菩薩菩薩
菩薩菩薩菩薩
菩薩菩薩菩薩
菩薩菩薩菩薩

菩

「立」の最後の横画は
ゆったりと長めに、
「口」の字は中心より
やや右に書くとバラン
スが良くなります。

在

下に行くに従って広が
るように書きましょう。
「土」はやや上に書く
とバランスが良くなり
ます。

声に出して3回読みましょう。

行《ぎょう》深《じん》般《はん》若《にゃ》波《は》羅《ら》蜜《み》多《た》時《じ》

■修行を深く行うこと
■智慧
■「彼岸《ひがん》」のこと

仏さまの世界を知ろうとして、深く修行したとき、

言葉ごとに書いてみましょう。

行深 行深 行深 行深

行深 行深 行深 行深

般若 般若 般若 般若

書き方のポイント

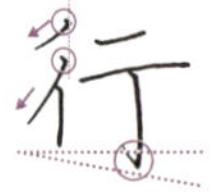

ぎょうにんべんの1画目と2画目は、書き出しの位置をそろえますが、向きが違うので注意しましょう。最後の画は、下にのばします。

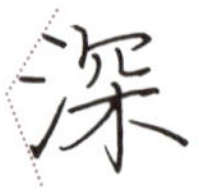

さんずいは、2〜3画目を広めにとります。「木」の最終画は止めてもかまいません。

波羅蜜多
波羅蜜多

波羅蜜多
波羅蜜多

時
時
時
時
時

通して書きましょう。

行深般若波羅蜜多時

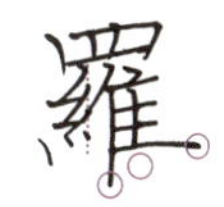

かんむりの「四」は横長に幅広く、糸へんの上部は同じ幅に。右下の「ふるとり」は縦画を下に突き出し、右側をあけ、横画の最後を少し長めにすると、バランスが良くなります。

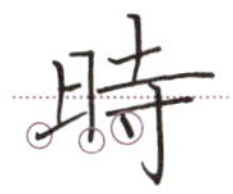

へんとつくりの重心をそろえるように注意しましょう。日へんの下部は字幅や縦を長く見せるために突き出して書くと、バランスを保ちやすくなります。

今日の言葉◆宝石は地から生まれ、徳は善から現れ、智慧は静かな清い心から生まれる（『禅聖典』より）。

声に出して3回読みましょう。

照《しょう》見《けん》五《ご》蘊《おん》皆《かい》空《くう》度《ど》一《いっ》切《さい》苦《く》厄《やく》

■人間の心身を構成するもの

■苦しみや迷い、災い

五蘊はすべて「空《くう》」だとお悟《さと》りになり、一切の苦しみや災《わざわ》いから自由になられました。

言葉ごとに書いてみましょう。

照見　照見　照見　照見

五蘊　五蘊　五蘊　五蘊

皆空　皆空　皆空　皆空

書き方のポイント

照

上部の「昭」をコンパクトに、下の「れっか」をゆったりと左右に広めに書いてみましょう。

見

「目」の5画目は、「接筆」と言って、突き出して書くことで字幅を保ちます。最後の一画は、左のはらいより少し浮かせるように書きましょう。また、懐を大きく開け、ゆったりと書きます。

度一切度一切度一切

度一切度一切度一切

苦厄苦厄苦厄苦厄

通して書きましょう。

照見五蘊皆空度一切苦厄

皆

上部「比」より下の「白」の中心をやや右にとるとバランスが良くなります。

度

左右のバランスに気をつけて、下部を広く書きます。特に最後のはらいは、長めに書くと美しくなります。

厄

全体を台形のようにまとめましょう。最後は右にゆったりと書き、中の「巳」はやや上に書きます。

今日の言葉◆わたしたちの命も全ての生きものたちと同じように大きな宇宙なのです。

第一部のおさらい

第一部のお経を通して書いてみましょう。

摩訶般若波羅蜜多心経

観自在菩薩行深般若波羅蜜多時

第一部 6日目 第一部のおさらい

照見五蘊皆空度一切苦厄

解釈

般若《はんにゃ》…これは知識ではなく、「智慧《ちえ》」と考えてください。仏教で大切なのは、知識の積み重ねではなく、智慧の獲得、そして「気づき」なのです。

波羅蜜多《はらみた》…「彼岸《ひがん》」、つまり向こう側にある仏様の世界のこと。真実の世界を指します。

五蘊《ごおん》…人間の心身を構成する五つの要素。色《しき》（肉体）と受《じゅ》（感覚）、想《そう》（想像）、行《ぎょう》（意志）、識《しき》（判断）のことです。

苦厄《くやく》…苦しみや災いのこと。生まれるときの苦しみ、老いる苦しみ、病気の苦しみ、死ぬときの苦しみ、これらが「生老病死《しょうろうびょうし》」という四つの苦しみ。そして、愛する者と別れる苦しみ（「愛別離苦《あいべつりく》」）、憎んでいる人とも会わなくてはいけない苦しみ（怨憎会苦《おんぞうえく》）、欲しいものが手に入らない苦しみ（「求不得苦《ぐふとくく》」）、五蘊に執着することから生じる苦しみ（「五《ご》蘊盛苦《おんじょうく》」）の四つを足して、「四苦八苦」という言葉が生まれたのです。

今日の言葉◆心の眼を見開けば、物事の本質が見えてくるはずです。

第二部の音読

原文を声に出して3回読みましょう。

舎《しゃ》利《り》子《し》
色《しき》不《ふ》異《い》空《くう》
色《しき》即《そく》是《ぜ》空《くう》
受《じゅう》想《そう》行《ぎょう》識《しき》

空《くう》不《ふ》異《い》色《しき》
空《くう》即《そく》是《ぜ》色《しき》
亦《やく》復《ぶ》如《にょう》是《ぜ》

第二部の教え

さて、「空《くう》」とは何でしょう。観音さまが弟子の舎利弗《しゃりほつ》に語りかける形で教えは続きます。

「肉体は本当は実体がない。実体のないものは逆に実体があると言える（色即是空空即是色）。心や心の働きもまた同じである（受想行識亦復如是）」と。

たとえば、庭の木を見たときに、この木は本当に存在するのかどうかを考えてみましょう。それは、存在すると認識している自分がいるからこそ「ある」わけで、もし、自分というものがいなかったら、存在するとは言えないかもしれません。「いや、存在するのだ」と言う人もいます。では、その人がいなかったら、どうでしょう。また、「あるのだ」と言う人と自分との関係によっても、それは「ある」

今日の言葉◆あらゆるものを固定的にとらえてはいけません。見ためだけで判断してもいけません。

現代語訳を声に出して3回読みましょう。

真実求道《しんじつぐどう》の人々《ひとびと》よ。
この世《よ》にありては、物《もの》も心《こころ》も悉《ことごと》く、実相《じっそう》の姿《すがた》に過《す》ぎないのだ。故《ゆえ》に千差万別《せんさばんべつ》の世界《せかい》も、そのまま真空妙有《しんくうみょうう》の相《すがた》に外《ほか》ならず、一《いっ》切《さい》のはからいを超《こ》える処《ところ》に、真実《しんじつ》の悟《さとり》があるのである。

ものになったり、存在しないものになったりしてしまうかもしれません。

「すべてのものは実体のないものである」と観音さまはおっしゃいます。つまり、心や体、あらゆるものを、固定的に考えてはいけない。そうおっしゃっているのです。存在しているかどうか、それはどちらともとれるのですよ、決めつけてはいけない。それが「空」の教えのひとつなのです。

日常の場面でも、形や名前だけで「この人（物）はこういうものに違いない」と決めつけてしまうのではなく、そのものとして、そのまま受け入れることが大切ではないでしょうか。

声に出して3回読みましょう。

舎《しゃ》利《り》子《し》色《しき》不《ふ》異《い》空《くう》空《くう》不《ふ》異《い》色《しき》

■お釈迦さまの弟子のこと

■実体（肉体）

舎利子よ、実体は「空《くう》」であり、「空《くう》」もまた実体と異ならないのです。

言葉ごとに書いてみましょう。

舎利子舎利子舎利子

色色色不不不

異空異空異空異空

書き方のポイント

舎

上の「やね」は、左右にのびのびと書きましょう。下の「口」の中心は、上部よりやや右に寄せます。

利

のぎへんは、右をそろえるように書きます。2画目をゆったり左へのばしましょう。

空 空 空 不 不 不

異色 異色 異色 異色

色不異空 空不異色

通して書きましょう。

舎利子色不異空空不異色

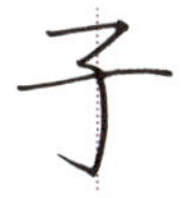

縦画の書き出しとハネが垂直になるように、中心を意識して書きましょう。

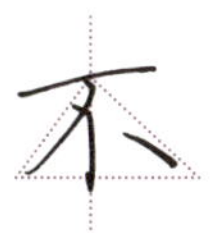

右の点は、左のはらいとのバランスを考えて、角度や長さを決めます。縦画を中心に、全体が三角形になるようにします。

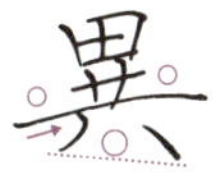

下の「共」の横画は右上がりで長く、最後の点を右下に打つことで、全体のバランスをとります。

今日の言葉◆何もないということを想像してみましょう。大切なのは想像力です。

声に出して3回読みましょう。

色《しき》即《そく》是《ぜ》空《くう》空《くう》即《そく》是《ぜ》色《しき》

■実体（肉体）

実体はすなわち「空《くう》」であり、「空《くう》」はすなわち実体なのです。

言葉ごとに書いてみましょう。

色 色 色 即 即 即

是 空 是 空 是 空

空 空 空 即 即 即

書き方のポイント

色

最後の画は懐を広く、大きく余白ができるようにゆったりと書きましょう。

即

へんよりつくりはやや下に書きますが、重心はそろえます。

是色
是色
是色
是色

色即是空
色即是空

空即是色
空即是色

通して書きましょう。

色即是空空即是色

是

「日」の左右にゆった空間ができるよう、横画を長く書くと、全体のバランスが安定します。

空

うかんむりの右肩は、少し落としてから内側にはねます。

今日の言葉◆生があれば死があります。良いことがあれば悪いこともあります。これを心に刻んでおきましょう。

声に出して3回読みましょう。

受《じゅう》想《そう》行《ぎょう》識《しき》亦《やく》復《ぶ》如《にょう》是《ぜ》

■さまざまな心の働き

■またかくのごとし

感じたり想像したり、意志や判断など「心」の働きもまた、同じように「空《くう》」なのです。

言葉ごとに書いてみましょう。

受想 受想 受想 受想

行識 行識 行識 行識

亦 亦 亦 復 復 復

書き方のポイント

受

上のノとツは小さめに、かんむりの横画はなるべく横に長く張り、右肩をやや落としてから、内側にはねます。最後のはらいはゆったりと書きましょう。

想

「相」はコンパクトに。「心」は下をそろえるように書き、最後の点はやや外側にバランスをとって置きます。

今日の言葉◆自分勝手な思い込みで、ものごとを判断してはいけません。

如是 如是 如是 如是

受想行識 受想行識

亦復如是 亦復如是

通して書きましょう。

受想行識亦復如是

識

ごんべんは、右がそろうように書きます。つくりの面目の画は、長くなると、字の中にスキができてしまりがなくなるので注意。足は長く書きましょう。

亦

全体に広くゆったりと書きましょう。

復

ぎょうにんべんの1画目と2画目は書き出しをそろえ、方向に注意してください。つくりの下部の画は、上を長く、下を短くするとバランスがとれます。

長く 如

女へんの横画は、左に大きく突き出し、囲みの中が広くならないように注意してください。へんとつくりの重心はそろえましょう。

第二部のおさらい

第二部のお経を通して書いてみましょう。

舎利子色不異空空不異色

色即是空空即是色

受想行識亦復如是

解釈

舎利子…お釈迦《しゃか》さまのお弟子のひとりで、舎利弗《ほつ》のこと。般若心経《はんにゃしんぎょう》は観音さまが弟子のひとりに説明している形をとっていますが、これは、すべての修行者たちに向けた言葉と考えていいでしょう。

受想行識《じゅうそうぎょうしき》…人間の心身を構成する五つの要素「五蘊《ごおん》」から、色（肉体）を除いたもの。つまり、受（感覚）、想（想像）、行（意志）、識（判断）という心の働きのことです。色（肉体）については、その前に「空」であると書かれていますから、心もまた同じく「空」ということですね。仏教では、肉体（物質）と心（精神）を別にして語ることが多いようです。

今日の言葉◆好き嫌いという心から、悲しみが起こり、恐れが起こり、束縛が始まるのです。

第三部の音読

原文を声に出して3回読みましょう。

舍《しゃ》利《り》子《し》
是《ぜ》諸《しょう》法《ほう》空《くう》相《そう》
不《ふ》生《しょう》不《ふ》滅《めつ》
不《ふ》垢《く》不《ふ》浄《じょう》
不《ふ》増《ぞう》不《ふ》減《げん》

第三部の教え

この部では、外の世界に眼《め》を向けて、この世のあらゆるものは、一切が「空《くう》」であるとおっしゃっています。「この世のすべてのことが、生まれることも、なくなってしまうこともない。汚いものもなければきれいなものもない。増えるものも減るものもない」。すべてが「空」である。そう教えてくださいます。生《しょう》ずることも滅《めつ》することもないということは、死ぬことを恐れるな、生きることに苦しむなという意味かと思います。

また、お金を少しでも増やそうとか、減らすのがいやだ、などと悩むことも無駄《むだ》なこと。出世したいとか出世したくないなどとこだわることも、意味がありませんね。

雨が降れば雨を楽しみ、風が

現代語訳を声に出して3回読みましょう。

道《みち》を求《もと》むる人《ひと》々《びと》よ。
一《いっ》切《さい》のものは何《なに》一《ひと》つとしてそのまま、永《と》遠《わ》の生命《いのち》、久《く》遠《おん》の実《じつ》在《ざい》ならざるものは無《な》いのだから、生《うま》れたり滅《ほろ》びたり、垢《けが》れたり浄《きよ》まったり、減《へ》ったり増《ふ》えたりする如《ごと》き分別《はからい》は、元《もと》来《より》少《すこ》しも無《な》いのである。

吹けば風を楽しむ。生きることも死ぬことも、それもまた「おかし」と思うこと。すべてをあるがままに受け入れ、自分の人生、わが命として取り入れていこうと教えてくれます。

今日の言葉◆すべてをあるがままに受け入れ、自分の人生として生きていきましょう。

声に出して3回読みましょう。

舎《しゃ》利《り》子《し》是《ぜ》諸《しょう》法《ほう》空《くう》相《そう》

■あらゆるもの（諸法）

■すがた（相）

舎利子よ、この世のすべてのものは「空《くう》」なのです。

言葉ごとに書いてみましょう。

舎利子　舎利子　舎利子

是　是　是　是　是

諸法　諸法　諸法　諸法

書き方のポイント

諸

ごんべんは、右をそろえるように書きます。「者」の3画目を長めに引き、字幅をとります。

法

さんずいのバランスに注意しましょう。「去」は、2画目の縦画を高く突き出すようにし、3画目の横画で字幅をとるようにします。

空相　空相　空相　空相

舎利子是　舎利子是

諸法空相　諸法空相

通して書きましょう。

舎利子是諸法空相

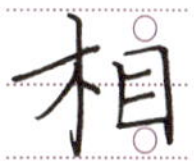

「目」の上下に余白を広くとりましょう。縦の長さが違っていても、重心をそろえることで、バランスがとれるようになります。

今日の言葉◆迷いがあるから悟りがあり、迷いがなくなれば、悟りもなくなります。

声に出して3回読みましょう。

不《ふ》生《しょう》不《ふ》滅《めつ》不《ふ》垢《く》不《ふ》浄《じょう》不《ふ》増《ぞう》不《ふ》減《げん》

■生じることはない

■汚れることもない

生じることも、なくなることもなく、汚《けが》れることも、汚れがない状態もなく、増えることも減ることもありません。

言葉ごとに書いてみましょう。

不生　不生　不生　不生

不滅　不滅　不滅　不滅

不垢　不垢　不垢　不垢

書き方のポイント

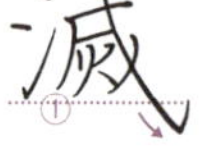

つくりの第2画の横画が長すぎないようにします。足は、長くのばし、その半ばあたりに「ノ」をかけると、重心が上がり、足がのびのびと見えます。

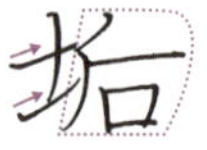

土へんは、縦画を右に寄せ、左の空間を広くとります。つくりは、横画を長くとり、横広に書くとバランスが良くなります。

不浄不浄不浄不浄

不増不増不増不増

不減不減不減不減

◆通して書きましょう。

不生不滅不垢不浄不増不減

浄

さんずいの2画目は外側に、つくりの「コ」はゆったりと大きめに書きましょう。

増

「日」の中心はやや右に寄せると、バランスが良くなります。

減

「滅」と同じようにつくりの長さ、バランスに注意しましょう。

今日の言葉◆人間の体もそれを取りまくものも、流れる水のように、灯火のように移り変わっていてとどまりません。

第三部のおさらい

第三部のお経を通して書いてみましょう。

舎利子是諸法空相

不生不滅不垢不浄不増不減

今日の言葉◆もの惜しみは施しの垢、悪はこの世と後の世の垢である（『禅聖典』より）。

解釈

諸法《しょほう》…この「法」は、法律ということではなく、「あるもの」のこと。ですから、あらゆるものという意味です。

相《そう》…「すがた」のこと。

不垢不浄《ふくふじょう》…垢《あか》がたまって汚くなることも、汚れのない状態というものもない。

第四部の音読

原文を声に出して3回読みましょう。

是《ぜ》故《こ》空《くう》中《ちゅう》　無《む》色《しき》無《む》受《じゅう》想《そう》行《ぎょう》識《しき》
無《む》眼《げん》耳《に》鼻《び》舌《ぜつ》身《しん》意《に》
無《む》色《しき》声《しょう》香《こう》味《み》触《そく》法《ほう》
無《む》眼《げん》界《かい》乃《ない》至《し》無《む》意《い》識《しき》界《かい》

第四部の教え

観音さまは、身も心も行いもすべて「空《くう》」であり、実体はないと繰り返し繰り返しおっしゃいます。そして、「実体がないというあり方の中には、肉体もなければ、心もない」。そのうえ、「この世界も地獄も極楽も、すべてがない」と説《と》きます。

　これは、つまり「こだわるな」ということだと思います。自分の立場や考えにこだわらない。あるとかないとかにもこだわらない、ということではないかと思います。

　たとえば、あなたが間違っていると思うものがあったとします。でも、それはあなたの目で見たもの。あなたの眼《め》や鼻耳、五感から得たもので、ものごとをとらえ、判断しているわけです。もしかしたら、他の人から

今日の言葉◆自分の考えや考え方にこだわっていては、正しくものが見えません。

現代語訳を声に出して3回読みましょう。

故《ゆえ》にこの悟《さとり》の上《うえ》には、物《もの》も心《こころ》も行《おこな》いも、森《しん》羅《ら》万《ばん》象《しょう》尽《ことごと》く、有《あ》るが如《ごと》くに見《み》えて真《しん》実《じつ》にあるのではない。(どうして迷《まよい》の歎《なげ》きに苦《くる》しみ、悟《さとり》の歓《よろこ》びに執《とら》われることがあろう。そのまま天《てん》地《ち》の真《しん》源《げん》に立《た》ち、光《こう》明《みょう》三《ざん》昧《まい》の生《い》き通《どお》しなのである。)

＊訳文のカッコ内は第五部の現代語訳になります。

見れば正しいものかもしれないのです。

　ですから、そうした自分の考えにこだわってはならない。こだわりを捨てて、こだわる心から離れてひたすら生きる。そうすれば、真実の姿が見えてくるでしょう。さまざまな悩みや迷いから自由になれることでしょう。

声に出して3回読みましょう。

是《ぜ》故《こ》空《くう》中《ちゅう》無《む》色《しき》無《む》受《じゅう》想《そう》行《ぎょう》識《しき》

■それゆえ、

■実体（肉体）

■心の働き

ですから、実体のないものには、肉体も心もないのです。

言葉ごとに書いてみましょう。

是故 是故 是故

空中 空中 空中 空中

無色 無色 無色 無色

書き方のポイント

故
へんは右上がりに、つくりはおだやかな傾きに注意しましょう。

中
最後の縦画は、中心に集中して、まっすぐにのばしましょう。

無無無無無無

受想受想受想受想

行識行識行識行識

通して書きましょう。

是故空中無色無受想行識

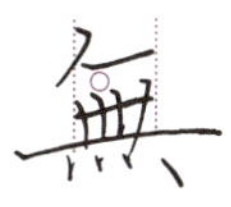

2画目と3画目の横の長さを同じにします。また、中の4本の縦画の書き出しをゆったりとさせるため、上を少し広めに空けるようにしましょう。

今日の言葉◆網の目が互いにつながりあって網を作っているように、すべてのものはつながりあっています。

声に出して3回読みましょう。

無《む》眼《げん》耳《に》鼻《び》舌《ぜつ》身《しん》意《に》

■人間を構成する六つの根（六根《ろっこん》）のこと

目や耳、鼻、舌、皮膚、心もありません。

言葉ごとに書いてみましょう。

無無無無無無

眼耳鼻眼耳鼻眼耳鼻

眼耳鼻眼耳鼻眼耳鼻

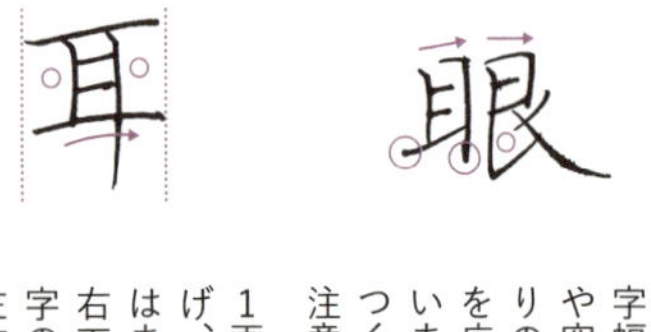

書き方のポイント

「目」の字の下部は、字幅を保つため左にやや突き出します。つくりの縦画のはねは、懐を広くとるようにはらいます。また、へんとつくりの傾きの変化に注意します。

1画目は右上にそり上げ、3、4画目の横画はまっすぐ、5画目は右下に向かうことで、字の形を安定させます。左右の余白も大きくとりましょう。

第四部
18日目
写経と音読

今日の言葉◆眼や耳、鼻、舌、皮膚も心もない世界を想像してみてください。

舌身意舌身意舌身意

舌身意舌身意舌身意

眼耳鼻舌身意

通して書きましょう。

無眼耳鼻舌身意

鼻

「自」「田」の中の空きは均等になるように。左右に空間をゆったりとって書きましょう。

舌

「口」の中心は、やや右に寄せるように書きます。

身

最後の横画は、字の幅をつけるために左に張り出すように書きましょう。また、右上から左下へのはらいは、のびやかに。

意

長く

「心」の下はそろえて書きましょう。

声に出して3回読みましょう。

無《む》色《しき》声《しょう》香《こ》味《み》触《そく》法《ほう》

■人間を構成する六根が感じるもの（六境《ろっきょう》）のこと

肉体も、声も香りも味も、触れて感じることもありません。

言葉ごとに書いてみましょう。

無色
無色
無色
無色

声香
声香
声香
声香

声香
声香
声香
声香

書き方のポイント

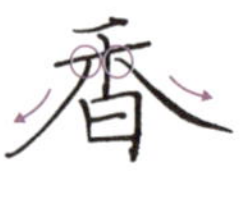

下の空間を広くとるために、上部の左右のはらいは、横画からスタートさせます。「日」は、正方形になるように書くと字全体が安定します。

味触法味触法味触法

味触法味触法味触法

色声香味触法

通して書きましょう。

無色声香味触法

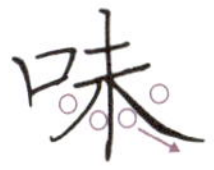

つくりの「未」の左右のはらいをゆったりとさせましょう。

今日の言葉◆眼で見ること、耳で聞くこと、舌で味わうこと、触って知ることの大切さを忘れないようにしましょう。

声に出して3回読みましょう。

無《む》眼《げん》界《かい》乃《ない》至《し》無《む》意《い》識《しき》界《かい》

■目に見えるもので成り立つ世界

■意識の世界

眼界もなく、意識の世界もありません。

言葉ごとに書いてみましょう。

無眼界無眼界無眼界

無眼界無眼界無眼界

乃至乃至乃至乃至

書き方のポイント

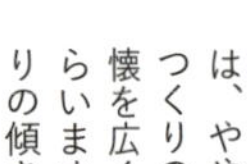

「目」の下の二つの画は、やや突き出します。つくりの縦画のはねは、懐を広くとるようにはらいます。へんとつくりの傾きの変化にも一圧意しましょう。

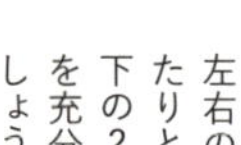

左右のはらいは、ゆったりと広く。また、下下の2本の縦画は空間を充分にとって書きましょう。

無意識界
無意識界

無意識界
無意識界

無意識界
無意識界

通して書きましょう。

無眼界乃至無意識界

乃

横画は、左から右上へ、右下へと放射状に書くと美しくなります。

至

横画は、左から右上へ、右下へと放射状に書くと美しくなります。

今日の言葉◆愚かな者は、努め励むことを知らないで、ただ良い結果だけを求める（『禅聖典』より）。

第四部のおさらい

第四部のお経を通して書いてみましょう。

是故空中無色無受想行識

無眼耳鼻舌身意無色声香味触法

無眼界乃至無意識界

解釈

眼耳鼻舌身意《げんにびぜっしんに》…これはそのまま、眼・耳・鼻・舌・体・心と考えて結構です。仏教では「六根《ろっこん》」といい、人間の六つの根源のことを表しています。富士山や高野山に登るときの、「六根清浄《しょうじょう》」という言葉は、これら六つの根を浄《きよ》めながら山に登ろうという意味なのです。

色声香味触法《しきしょうこみそくほう》…色（＝肉体）と声、香り、味、触れる感覚など五感のこと。六根によって感じるこれらを「六境《ろっきょう》」と呼んでいます。眼や耳がないのだから、その感ずるものも本来はないのだといいます。

眼界《げんかい》・意識界《いしきかい》…眼界は、六根の最初である、眼によって見える世界。仏教で人間の世界を十八に分けた十八界の最初のものです。意識界は、意識的に考えること、学問と言っていいでしょう。十八界の最後になります。般若《はんにゃ》心経《しんぎょう》では、人間の持つ感覚とその対象、それらが認識するもの、すべてがないというのです。

今日の言葉◆すべてのものは移り変わり常にとどまりません。これだけは永久に変わらない真理なのです。

第五部の音読

原文を声に出して3回読みましょう。

無《む》無《む》明《みょう》亦《やく》無《む》無《む》明《みょう》尽《じん》
乃《ない》至《し》無《む》老《ろう》死《し》　亦《やく》無《む》老《ろう》死《し》尽《じん》
無《む》苦《く》集《しゅう》滅《めつ》道《どう》　無《む》智《ち》亦《やく》無《む》得《とく》

第五部の教え

この経文では、悩みの原因である「無明《むみょう》」はないと言っておきながら、無明が尽きることもないと言っています（無無明亦無無明尽）。一見矛盾《むじゅん》しているようですが、これはやはり「とらわれない」こと、そして「偏《かたよ》らないこと」を教えてくれているのではないでしょうか。

お釈迦《しゃか》さまの教えのひとつに「八聖道《はっしょうどう》」があります。正しい見方や考え方、言葉づかいなど八つの教えを守れば、苦しみや苦しみの原因を滅ぼすことができると書いてあります。

そして、この「八聖道」の根源は、「勢いを使い尽くすべからず、勢い使い尽くせば災《わざわ》い必ず至る」。「福を受け尽くすべからず、福受け尽くせば縁《えん》必ず孤《こ》なり」。「規矩《きく》行い尽くすべから

現代語訳を声に出して3回読みましょう。

（故《ゆえ》にこの悟《さとり》の上《うえ》には、物《もの》も心《こころ》も行《おこな》いも、森羅万象《しんらばんしょう》尽《ことごと》く、有《あ》るが如《ごと》くに見《み》えて真実《しんじつ》にあるのではない。）どうして迷《まよい》の歎《なげ》きに苦《くる》しみ、悟《さとり》の歓《よろこ》びに執《とら》われることがあろう。そのまま天地《てんち》の真源《しんげん》に立《た》ち、光明三昧《こうみょうざんまい》の生《い》き通《どお》しなのである。

＊訳文のカッコ内は第四部の現代語訳になります。

ず、規矩行い尽くせば人かえってこれをわずらう」。「好語《こうご》語り尽くせば人かえってこれを侮《あなど》る」という、「中道《ちゅうどう》」にあると考えます。

つまり、勢いのままに突進してはだめだ、災いを起こすから。全部福を得てはだめだ、ひとりきりになってしまう。決まりは全部押し付けてはだめだ、人々がわずらわしく思って守らないから。いい言葉を全部言ったらだめだ、軽々しく受け取られるから。など、両極端に偏らずに真ん中の道をきちっと歩みなさいということです。

今日の言葉◆朝早く起きて、すがすがしい空気や鳥の声、花の姿を感じてみましょう。

声に出して3回読みましょう。

無《む》無《む》明《みょう》亦《やく》無《む》無《む》明《みょう》尽《じん》

■無知や「迷妄《めいもう》」。悩みや苦しみのもと

無明はないし、無明が尽きることもありません。

言葉ごとに書いてみましょう

書き方のポイント

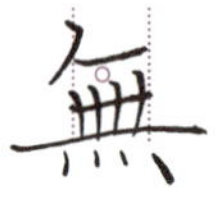

2画目と3画目の横の長さを同じにします。また、中の4本の縦画の書き出しをゆったりとさせるため、上を少し広めに空けるように書きましょう。

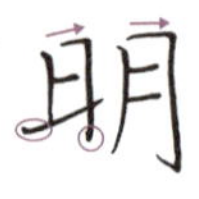

へんとつくりの上部の傾きに気をつけてください。また、「日」の下部は、字の幅や縦を長く見せるようにやや突き出します。

無無明尽　無無明尽

無無明尽　無無明尽

無無明尽　無無明尽

通して書きましょう。

無無明亦無無明尽

今日の言葉◆もともと、ものに良否はないのに、良否を判断するのは、無知（無明）の働きです。

声に出して3回読みましょう。

乃至《ないし》無《む》老《ろう》死《し》亦《やく》無《む》老《ろう》死《し》尽《じん》

■また

■老いて死ぬこと

また、老死そのものもなく、老死の悩みが尽きることもないのです。

言葉ごとに書いてみましょう。

乃至 乃至 乃至 乃至

無老死 無老死 無老死

無老死 無老死 無老死

書き方のポイント

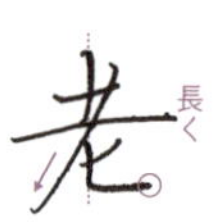

「土」の下の横画は幅をしっかりとり、全体の中心をそろえて書くとバランスが良くなります。

今日の言葉◆死ぬことを考えることは、生きることを考えることなのです。

亦亦亦亦亦亦

無老死尽　無老死尽

無老死尽　無老死尽

通して書きましょう。

乃至無老死亦無老死尽

死

「夕」はゆったり左下にのばし、「ヒ」の下には、空間をとるように書きましょう。

亦　長く

横画の幅をしっかりと全体に広くゆったりと書きましょう。

声に出して3回読みましょう。

無《む》苦《く》集《しゅう》滅《めつ》道《どう》無《む》智《ち》亦《やく》無《む》得《とく》

■苦しみの原因（煩悩《ぼんのう》）のこと

■智慧

苦しみもその原因も、その原因を滅ぼすこともその方法もなく、智慧《ちえ》もなければその智慧を得ることもありません。

言葉ごとに書いてみましょう。

無 無 無 苦 苦 苦
集 集 滅 滅 道 道
無苦集滅道 無苦集滅道

書き方のポイント

苦

くさかんむりの横画は短めに、「古」の横画は長くのびのびと書きましょう。「口」は中心よりやや右に寄せます。

集

上の「ふるとり」は、コンパクトに書いて、左右の空間をゆったりととりましょう。

今日の言葉◆悩みや苦しみの原因を他人のせいにしていませんか？

無智　無智　無智　無智

亦無得　亦無得　亦無得

亦無得　亦無得　亦無得

通して書きましょう。

無苦集滅道無智亦無得

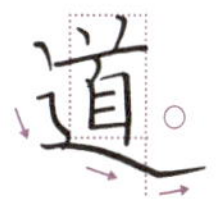

しんにょうは、上にのせる部首の右端までのばし、そこからはらいに入ると、バランスが良く、字の幅をつけることができます。

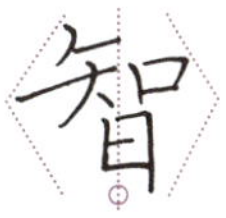

全体に右肩上がりに書いて、「日」の中心をやや右に寄せると、バランスがとれます。

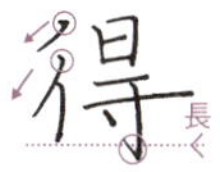

ぎょうにんべんは、書き出しをそろえ、方向に注意して書きましょう。「寸」は横画を長く、縦画を少し下まで引くことで、全体のバランスを整えます。

第五部のおさらい

第五部のお経を通して書いてみましょう。

無無明亦無無明尽
乃至無老死亦無老死尽

無苦集滅道無智亦無得

解釈

無明《むみょう》…十二縁起《えんぎ》のいちばん最初のもの。人間はなぜ悩むのかと原因を遡《さかのぼ》ってみると、「無明」つまり無知に行き着きます。はっきりしたことを知らないからこそ悩むのです。悩みの根源的な原因が「無明」です。

老死《ろうし》…文字通り「老いて死ぬ」こと。十二縁起の最後の段階です。

苦集滅道《くじゅうめつどう》…「苦」は苦しみ、「集」は苦しみの原因。「滅」は苦しみの原因を滅ぼすこと、「道」はその方法。これらを「四諦《よんてい》」と呼んでいます。

般若心経では、そんなことはできない、そんなものもないと言っています。でも、「八聖《はっしょう》道《どう》」の教えでは、その戒律《かいりつ》を守ればこの苦集滅道ができますよと教えています。

これは、「それらのものは本当はない」ことが根源にあると知り、執着《しゅうちゃく》をしないこと。そのうえで、戒律を実践し、毎日を懸命に過ごすことが大切だということだと思います。

今日の言葉◆ものには「原因と結果」があります。苦しみの原因と結果を見極めましょう。

第六部の音読

原文を声に出して3回読みましょう。

以《い》無《む》所《しょう》得《とく》故《こ》　菩《ぼ》提《だい》薩《さつ》埵《た》

依《え》般《はん》若《にゃ》波《は》羅《ら》蜜《み》多《た》故《こ》　心《しん》無《む》罣《け》礙《げ》

無《む》罣《け》礙《げ》故《こ》　無《む》有《う》恐《く》怖《ふ》

遠《おん》離《り》一《いっ》切《さい》顛《てん》倒《どう》夢《む》想《そう》　究《くう》竟《ぎょう》涅《ね》槃《はん》

第六部の教え

ここでは「心の自由」について語られます。「空《くう》」を体得すると、心の妨げとなるこだわりや差し障りがなくなってしまう。恐れもなくなってしまうと。でも、これはこだわりや恐れが何もないということではありません。こだわりや恐れの中にどっぷりとつかり、受け入れ、自分のものにしてしまう。そうして、はじめて自由になれるのだと教えているのです。

心が自由で迷いのない世界、「涅槃《ねはん》」という言葉も出てきます。お釈迦《しゃか》さまが亡くなるとき、涅槃に入られると人々は言いました。このとき、沙羅双樹《さらそうじゅ》が一《いっ》斉《せい》に真っ白い花をつけ、五十二の生類《しょうるい》が集まったと伝えられています。そこでお釈迦さまは「世はすべて無常である」と言

現代語訳を声に出して3回読みましょう。

かくの如《ごと》く尊《とうと》き妙智《みょうち》は、万象《ばんしょう》の真源《しんげん》に徹《てっ》し、一切《いっさい》の分別《はからい》と執着《しゅうじゃく》とを解脱《げだつ》しているが故《ゆえ》に、かかる道理《どうり》を体得《たいとく》した人々《ひとびと》は、自《おのず》から無位《むい》の真人《しんにん》となって物《もの》や心《こころ》を自由《じゆう》に使《つか》いこなし、行住坐臥《ぎょうじゅうざが》、心《こころ》に礙《こだわ》りなく、従《したが》って目前《もくぜん》の是非《ぜひ》、本末《ほんまつ》を過《あやま》ることがなく、心《こころ》は常《つね》に大盤石《だいばんじゃく》である。

われたそうです。「あらゆるものは絶えず移り変わっていて一点にとどまらない」ということを言われたのです。

私たちの命もまた、一瞬たりともとどまりません。お釈迦さまはそれを無常という言葉で表現され、「その瞬間の命を生きよ」と教えます。過去を悔《く》いても仕方ありません。先のことを言っても、生きてるかどうかわかりません。今この瞬間を、過去にも未来にもとらわれずに、この一瞬一瞬を一所懸命生きて生きて生きぬく。その一瞬一瞬の連続が命です。

歳《とし》をとることの恐れやこだわり、その全部を受け入れていきましょう、というのが般若心《はんにゃしん》経《ぎょう》。写経の一瞬一瞬も大切にしてください。

今日の言葉◆今のこの一瞬一瞬を大切にし、懸命に生きましょう。

声に出して3回読みましょう。

以《い》無《む》所《しょう》得《とく》故《こ》菩《ぼ》提《だい》薩《さっ》埵《た》

■だから、
■得ること
■悟《さと》りを求める修行者たちのこと

だから、修行者たちよ、得ることもないのです。

言葉ごとに書いてみましょう。

以以以無無無

所得所得所得

故故故故故故

書き方のポイント

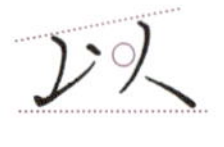

3画目の点を1、2画に寄せるように書くことで、真ん中に空間をとり、二つの群にします。

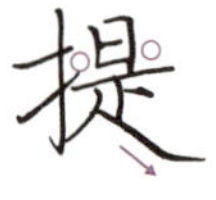

「是」の「日」の左右に空間をつくります。右のつくりの下部、最後のはらいは、ゆったりと右下に下ろしていきましょう。

菩提菩提菩提菩提

薩埵薩埵薩埵薩埵

菩提薩埵　菩提薩埵

◆通して書きましょう。

以無所得故菩提薩埵

今日の言葉◆すべての物やお金は、因縁によって自分の所にあるもので、しばらく預かっているだけのことです。

声に出して3回読みましょう。

依《え》般《はん》若《にゃ》波《は》羅《ら》蜜《み》多《た》故《こ》

■智慧

あの彼岸《ひがん》に至る智慧《ちえ》によると、

言葉ごとに書いてみましょう。

依
依
依
依
依
依

般若
般若
般若
般若

波羅蜜多
波羅蜜多

書き方のポイント

依

「衣」の下の縦画は、懐を取り込むように、ゆったりとはねます。

波羅蜜多　波羅蜜多

波羅蜜多　波羅蜜多

故故故故故故

◆ 通して書きましょう。

依般若波羅蜜多故

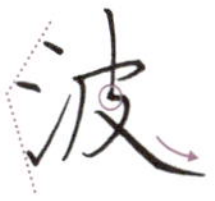

さんずいの形やつくりの書き順に気をつけて書きましょう。古写経では、「皮」の右画を連続させることが多いです。

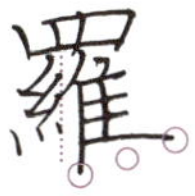

かんむりの「四」は横に幅広く、糸へんの上部は同じ幅に。右下の「ふるとり」は、縦画を下に突き出し、右側をあけ、横画の最後を少しだけ長くすると、バランスが良くなります。

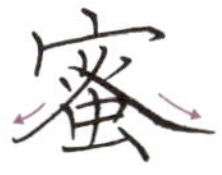

うかんむりは横に幅広く、交差した画は左右に広くのびやかに。これで、「虫」がゆったりと書けます。

今日の言葉◆自分が「知らない」ということを知ることから、「知る」ことが始まります。

声に出して3回読みましょう。

心《しん》無《む》罣《け》礙《げ》無《む》罣《け》礙《げ》故《こ》無《む》有《う》恐《く》怖《ふ》

■罣礙　妨《さまた》げとなるもの

■故　ゆえに

心を妨げるものは何もなく、妨げがないから恐れることもありません。

言葉ごとに書いてみましょう。

心 心 心 無 無 無

罣 礙 罣 礙 罣 礙 罣 礙

無 罣 礙 無 罣 礙 無 罣 礙

書き方のポイント

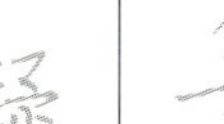

下はそろえます。また、懐が広く大きく見えるように、点を上の万に書きましょう。

今日の言葉◆こだわりや恐れの中にどっぷりとつかり、受け入れ、自分のものにしてしまいましょう。

故 故 故 故 故 故

無有 無有 無有 無有

恐怖 恐怖 恐怖 恐怖

通して書きましょう。

心無罣礙無罣礙故無有恐怖

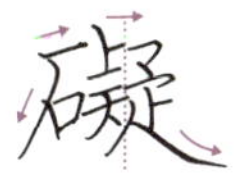

「礙」の写経体で、中を「上」、「天」とし、右は「マ」の下に「疋」を書きます。この字は横に広がりやすいので、石のはらいと「疋」のはらいの2画で左右のバランスをとるようにひきしめましょう。

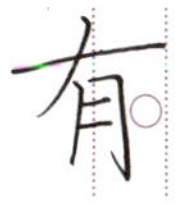

「月」の中心はやや右にずらします。

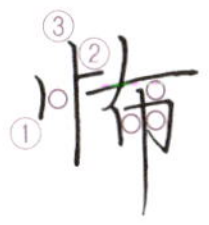

りっしんべんは1画目を立て、2画目を横にし、1、3画目の間に空間をとります。最後の縦画は、長くゆったりのばして左右のバランスをとりましょう。

声に出して3回読みましょう。

遠離《おんり》一切《いっさい》顛倒《てんどう》夢《む》想《そう》究《く》竟《ぎょう》涅《ね》槃《はん》

■逆さま、間違ったこと（顛倒）

■極めつくすこと（究竟）

■悟《さと》りの境地（涅槃）

全ての真実に反する妄想から遠く離れているので、悟《さと》りの境地を極めることができます。

言葉ごとに書いてみましょう。

遠離　遠離　遠離　遠離

一切　一切　一切　一切

顛倒　顛倒　顛倒　顛倒

書き方のポイント

離

右のふるとりの2画目の縦画を下に出すことで、重心をよけたように見せかけます。

顛

へんとつくりの傾きの変化に注意しましょう。横に広く書くようにしましょう。

今日の言葉◆正しい眼で見れば、毎日は新しい発見と驚きで満ちているはずです。

夢想夢想夢想夢想

究竟究竟究竟究竟

涅槃涅槃涅槃

通して書きましょう。

遠離一切顛倒夢想究竟涅槃

倒

りっとうの最後の縦画は、下にのばし、しっかりはねましょう。そして、「至」は幅をそろえて、最終画をはねずに書くと落ち着きます。

夢

くさかんむりや「四」は空きが均等になるように、縦を入れます。うかんむりは、少し右肩を落とすようにして内側にはね、「夕」の字の縦画はのびのびと書きましょう。

涅

さんずいの形に注意し、「工」の下をやや空けるように書くとバランスが良くなります。

第六部のおさらい

第六部のお経を通して書いてみましょう。

以無所得故菩提薩埵依般若波羅蜜多故

心無罣礙無罣礙故無有恐怖

遠離一切顛倒夢想究竟涅槃

解釈

以無所得故《いむしょとくこ》……「以」は無智亦無得《むちゃくむとく》（智慧《ちえ》も、智慧を得ることもない）を受け、だからと続ける言葉。もともと「空《くう》」なのだから、得ることを求めても無駄だといいます。

般若波羅蜜多《はんにゃはらみた》……般若は智慧《ちえ》のこと、波羅蜜多は彼岸《ひがん》のこと。何度も出てきますので、覚えてしまいましょう。ここは、「あの彼岸の（真実の）智慧によると」という文章のつなぎ目です。

罣礙《けげ》…心の妨《さまた》げとなるもの。真実の智慧によると、こだわりや差し障りや妨げはまったくない。「空」というものをおさえてさえいれば、差し障りはまったくないというのです。

無有恐怖《むうくふ》…「心にこだわりがないために恐れることもない」とありますが、これは恐れる必要がないということではありません。恐怖や嫌なことを受け入れることで、恐怖がなくなってしまうということなのです。

顛倒《てんどう》…たとえば、神仏を頼んで自分の災厄《さいやく》を逃れようという考えは間違っていますね。

今日の言葉◆もともと、ものには差別はありません。差別を認めるのは、無知（無明）の働きです。

第七部の音読

原文を声に出して3回読みましょう。

三《さん》世《ぜ》諸《しょう》仏《ぶつ》

依《え》般《はん》若《にゃ》波《は》羅《ら》蜜《み》多《た》故《こ》

得《とく》阿《あ》耨《のく》多《た》羅《ら》三《さん》藐《みゃく》三《さん》菩《ぼ》提《だい》

第七部の教え

仏教は、お釈迦《しゃか》さまの教えではなく、お釈迦さまの「気づき」なのです。はじめからそうであったことに気づかれた、「空《くう》」であるということをお悟りになられた。それが、真実の悟りで、「真言《しんごん》」という霊力《れいりき》のある言葉になったのです。

ここでは、過去・現在・未来のさまざまな仏さまも、この「智慧《ちえ》」を体得したために、真実の悟りを得られたと書かれています。

でも私たちは、お釈迦さまや多くの仏さまのような厳しい修行をすることはできません。また、同じように修行したからといって悟りが得られるものではないでしょう。では、何ができるのでしょう。

それは、体験です。ものごと

今日の言葉◆「経があっても読まなければ経の垢」（『禅聖典』より）。せっかくの写経との出会いを大切にしてください。

現代語訳を声に出して3回読みましょう。

諸《しょ》仏《ぶつ》菩《ぼ》薩《さつ》も祖《そ》師《し》先《せん》哲《てつ》も、この真《しん》空《くう》妙《みょう》有《う》の妙《みょう》智《ち》を体《たい》得《とく》せられているが故《ゆえ》に、世《よ》にたぐいなき真《しん》実《じつ》の悟《さとり》を得《え》られたと云《い》うことが出《で》来《き》る。

を知り、頭の中に積み重ねていく「知識」ではなく、知って考え、実践していくことです。これが「智慧」なのです。たとえば、ゴミの問題を論ずることは大切ですが、これは知識。実際に自宅のゴミを整理したり、近所のゴミを拾い集めてみましょう。こうした体験を積み重ねること、それが智慧であり、悟りにつながるのです。

この写経という体験からも、きっと得られることがあるはずです。

声に出して3回読みましょう。

三《さん》世《ぜ》諸《しょう》佛《ぶつ》依《え》般《はん》若《にゃ》波《は》羅《ら》蜜《み》多《た》故《こ》

■過去と現在と未来

■それゆえに

過去、現在、未来のさまざまな仏さまが、彼岸《ひがん》の智慧《ちえ》によって、

言葉ごとに書いてみましょう。

三世　三世　三世

諸佛　諸佛　諸佛

依　依　依　般若　般若

書き方のポイント

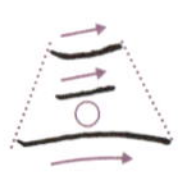

横画が3本の場合、1画目は右上にそらし、2画目はまっすぐに。3画目でバランスをとります。2画目と3画目の間をやや広くとると安定します。

今日の言葉◆過去、現在、未来にわたる祖先、さまざまな仏さまのことを思い出してみましょう。

波羅蜜多　波羅蜜多

波羅蜜多　波羅蜜多

故　故　故　故　故　故

通して書きましょう。

三世諸佛依般若波羅蜜多故

世

1画目の横は、長くゆったり書き、その横画を均等に割るように縦画を入れます。左右の空間を意識して書くと、きれいに見えます。

諸

ごんべんは、右をそろえるように書きます。つくりの3画目を長くし、字幅を保ちます。

佛

右のつくりは右肩を内側に入れるようにして、字の形をひきしめます。

声に出して3回読みましょう。

得《とく》阿《あ》耨《のく》多《た》羅《ら》三《さん》藐《みゃく》三《さん》菩《ぼ》提《だい》

■得ること

■完全な悟《さと》りのこと

完全な悟《さと》りを得たのです。

言葉ごとに書いてみましょう

得 得 得 得 得 得

阿耨多羅 阿耨多羅

阿耨多羅 阿耨多羅

書き方のポイント

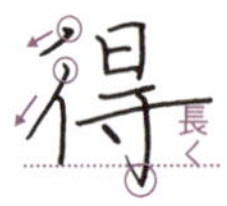

ぎょうにんべんは1・2画目の書き出しをそろえ、向きに注意して書きましょう。「寸」の横画を長く引き、字幅を保ちましょう。

今日の言葉◆迷いも悟りもすべて人間の「心」から現れたものです。

阿耨多羅　阿耨多羅

三藐三藐三藐三藐

三菩提三菩提三菩提

通して書きましょう。

得阿耨多羅三藐三菩提

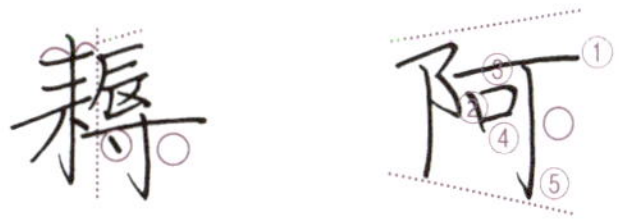

つくりは、①–⑤の順に書きます。最終画は右に空間をとり、やや下にのばしてバランスをとります。右側に空間を広くとるように注意しましょう。

へんは右側をそろえ、「辰」をコンパクトに書きます。「寸」をゆったり書くことで、字幅を保ちます。

第七部のおさらい

第七部のお経を通して書いてみましょう。

三世諸佛依般若波羅蜜多故

得阿耨多羅三藐三菩提

第七部のおさらい

今日の言葉 ◆ 何を得ようということでなく、無心に書く、一心にとなえるという経験が大切なのです。

解釈

三世諸仏……現在・過去・未来と、仏さまは無限におられます。とくに観音さまは人間が必要に応じてどんどんつくっていきますから、これからも増えるかもしれません。

阿耨多羅三藐三菩提…これは、サンスクリット語（梵語）の音を漢字に置きかえたもので、あえて訳すと「完全な悟り」の意味。般若心経は、玄奘三蔵法師がお釈迦さまの教えを凝縮し

て記したものですが、サンスクリット語を中国語に訳した部分と訳していない部分があります。それは、訳すと霊力がなくなるからとか、中国語に訳しようがないからなど、さまざまな説がありますが、あまり意味を考えずにそのまま声に出して読むことが大切ではないでしょうか。祈りの言葉なのですから。

第八部の音読

原文を声に出して3回読みましょう。

故《こ》知《ち》般《はん》若《にゃ》波《は》羅《ら》蜜《み》多《た》

是《ぜ》大《だい》神《じん》呪《しゅう》　是《ぜ》大《だい》明《みょう》呪《しゅう》

是《ぜ》無《む》上《じょう》呪《しゅう》　是《ぜ》無《む》等《とう》等《どう》呪《しゅう》

能《のう》除《じょ》一《いっ》切《さい》苦《く》　真《しん》実《じつ》不《ふ》虚《こ》

第八部の教え

ここには、般若心経《はんにゃしんぎょう》を一所懸命写経したり、となえたりすれば、霊力《れいりき》が備わると書かれています。

霊力がある「真言《しんごん》」をとなえ、写経すれば、大いなる霊力をもち、願い事も叶《かな》います、一切の苦しみを取り除くこともできます、般若心経は、霊験《れいけん》あらたかな効き目のある言葉ですよ、と言っています。

ただ、写経の目的は、こうした功徳《くどく》ではありません。目的は、写経そのもの、お経をとなえる読誦《どくじゅ》そのもの。効果を期待するものではなく、一所懸命に取り組むことなのです。

この一所懸命を仏教では、「三昧《さんまい》」と呼んでいます。三昧の境地は難しいようで、そうでもありません。面白い本があっ

現代語訳を声に出して3回読みましょう。

されば、一切《いっさい》の分別《はからい》と執着《しゅうじゃく》とをすて、天《てん》地《ち》の真源《しんげん》に徹《てっ》する妙智《みょうち》こそは、不可思議《ふかしぎ》の力《ちから》をもち、万象《ばんしょう》を包《つつ》む光明《こうみょう》であり、世《よ》に優《すぐ》れたる神秘《しんぴ》をもち、たぐいなき霊力《れいりき》を働《はたら》かすものと云《い》うべきである。かくて世《よ》のあらゆる苦厄《くやく》を浄化《じょうか》し安穏《あんのん》ならしむること必定《ひつじょう》である。

たので、夢中で読んでいたら、思いがけず徹夜をしてしまった。ふと気がつくと朝になっていた。そんな経験はありませんか。それが、「三昧」なのです。

三昧になっているときには、自分を意識することはありません。他人の眼《め》を気にすることもありませんね。その状態が「空《くう》」なのです。とにかく一所懸命、夢中になって写経をし、「空」を自分のものにしてください。

今日の言葉◆写経の目的は功徳ではありません。効果を期待するのではなく、ただ夢中で取り組むことです。

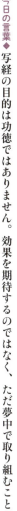

声に出して3回読みましょう。

故《こ》知《ち》般《はん》若《にゃ》波《は》羅《ら》蜜《み》多《た》

■故に知るべし

故に知るべし、仏さまの偉大な智慧《ちえ》は、

言葉ごとに書いてみましょう。

故知故知故知故知

故知故知般若般若

般若般若般若般若

書き方のポイント

故

へんとつくりの上部の傾きの変化に注意しましょう。

知

「口」の上下は、空間を大きくとるようにして、へんとつくりの重心をそろえて書きます。

波羅蜜多

波羅蜜多

波羅蜜多

波羅蜜多

波羅蜜多

波羅蜜多

通して書きましょう。

故知般若波羅蜜多

多
小
大

上を小さく、下を大きくゆったりと書きます。

今日の言葉◆父母を縁として生まれ、食物によって維持されるのが、体。経験と知識によって育つのが心です。

声に出して3回読みましょう。

是《ぜ》大《だい》神《じん》呪《しゅう》是《ぜ》大《だい》明《みょう》呪《しゅう》

■神聖な真言《しんごん》

■智慧ある真言《しんごん》

これこそ大いなる効き目のある言葉であり、大いなる智慧《ちえ》の言葉です。

言葉ごとに書いてみましょう。

是
是
是
是
是
是

大神呪
大神呪
大神呪

大神呪
大神呪
大神呪

書き方のポイント

是

「日」の左右に余白をとり、最後はゆったりと右下にはらいましょう。

大

左右のバランスに注意して、右のはらいをゆったり、のびのびとひきましょう。

是
是
是
是
是
是

大明呪
大明呪
大明呪

大明呪
大明呪
大明呪

通して書きましょう。

是大神呪是大明呪

神

しめすへんの中心は、やや右に寄せるように書きます。また、「日」の重心としめすへんの重心をそろえ、最後の縦画は長くのばします。

呪

右肩上がりに書き、右の空間をしっかりとります。

今日の言葉◆心さえあれば、眼の見えるところ、耳の聞こえるところ、すべてがことごとく教えです。

声に出して3回読みましょう。

是《ぜ》無《む》上《じょう》呪《しゅう》是《ぜ》無《む》等《とう》等《どう》呪《しゅう》

■この上ない真言《しんごん》

■比べることのできない真言《しんごん》

これこそ最上の真実の言葉であり、比べようのない言葉なのです。

言葉ごとに書いてみましょう。

是 是 是 是 是

無上呪 無上呪 無上呪

無上呪 無上呪 無上呪

書き方のポイント

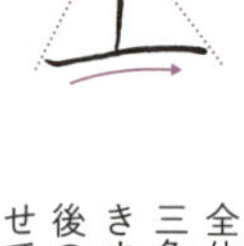

全体は、上がとがった三角形になるように書きます。そのため、最後の横画を長くしならせて、安定させます。

是是是是是是

無等等呪無等等呪

無等等呪無等等呪

通して書きましょう。

是無上呪是無等等呪

今日の言葉◆自分を批判する言葉から逃げないようにしましょう。そこには本質的なことがあるかもしれません。

声に出して3回読みましょう。

能《のう》除《じょう》一《いっ》切《さい》苦《く》真《しん》実《じつ》不《ふ》虚《こ》

■取り除くことができる

■嘘ではない

そして、一切の苦しみを取り除くことができ、真実で嘘《うそ》のないものです。

言葉ごとに書いてみましょう。

能除　能除　能除　能除

一切苦　一切苦　一切苦

一切苦　一切苦　一切苦

書き方のポイント

除

へんとつくりの重心をそろえるように注意しましょう。

真実真実真実真実

不虚不虚不虚不虚

真実不虚真実不虚

◆通して書きましょう。

能除一切苦真実不虚

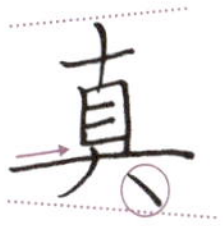

下の横画が主になる線ですので、長く引きましょう。上と下のバランスをとるために、最後の点はやや下に置きます。

今日の言葉◆自分にとって何が第一の問題か、何が自分に最も押し迫っているものかを考え、知ることが大切です。

第八部のおさらい

第八部のお経を通して書いてみましょう。

故知般若波羅蜜多是大神呪
是大明呪是無上呪是無等等呪

能除一切苦真実不虚

解釈

故知《こち》…「故に知るべし」という意味。これ以降は、般若心経《はんにゃしんぎょう》を写経したり、となえたりしていくと、どんな効き目があるかということを述べていきます。

呪《しゅう》…ちょっと怖い感じのする字ですが、これは、祈りの言葉。霊力《れいりき》のある、真実の言葉＝「真《しん》言《ごん》」のことです。呪文《じゅもん》やおまじないというような意味ととらえて結構です。

大明呪《だいみょうしゅう》…「明」は、「般若」と同じで、智《ち》慧《え》のこと。「大いなる智慧をもつ真言である」という意味になります。

今日の言葉◆昼の太陽の輝き、夜の星の瞬き、これらからも教わるものがあります。

第九部の音読

原文を声に出して3回読みましょう。

故《こ》説《せつ》般《はん》若《にゃ》波《は》羅《ら》蜜《み》多《た》呪《しゅう》
即《そく》説《せつ》呪《しゅう》曰《わつ》
掲《ぎゃ》諦《てい》掲《ぎゃ》諦《てい》　波《は》羅《ら》掲《ぎゃ》諦《てい》
波《は》羅《ら》僧《そう》掲《ぎゃ》諦《てい》
菩《ぼ》提《じ》薩《そ》婆《わ》訶《か》　般《はん》若《にゃ》心《しん》経《ぎょう》

第九部の教え

般若心経《はんにゃしんぎょう》の最後の部分です。「この世のすべてが『空《くう》』である、だからとらわれるな」と説いてきたお経の最後の真言《しんごん》は、あえて訳すと「みんなで一緒に悟《さと》りの彼岸《ひがん》に行きましょう」という意味です。

般若心経を一所懸命、三昧《さんまい》になって写経すること、それはあなたのためにすばらしいことですが、自分だけ救われようとしていては、写経の功徳《くどく》は半減します。

みんなの幸せを望み、みんなで一緒に悟りの境地に行けますように。今生きている人たちだけでなく、過去のご先祖さまも、未来の子どもたちも含め、すべての人々が悟りの世界に行けますように。そう願うことが大切なのです。

現代語訳を声に出して3回読みましょう。

この故《ゆえ》に尊《とうと》い妙智《みょうち》の功力《くりき》を人々《ひとびと》に体得《たいげ》せしむるため、これを呪文《じゅもん》として次《つぎ》の如《ごと》くに説《と》かれている。

往《ゆ》け　往《ゆ》け　さとりの彼《か》の岸《きし》へ
吾《わ》れ他《ひと》ともに到《いた》り得《え》て
さとりの道《みち》を永遠《とわ》に成就《とげ》なん。

般若心経は、時空を超えて、すべての人々の幸せを願う、大いなる「気づき」なのです。
そんな気持ちで、ぜひ繰り返し写経に取り組んでください。

今日の言葉◆みんなの幸せを望み、すべての人が悟りの世界に行けますように、そう願うことが大切なのです。

声に出して3回読みましょう。

故《こ》説《せつ》般《はん》若《にゃ》波《は》羅《ら》蜜《み》多《た》呪《しゅう》

■ゆえに説く

そのために般若波羅蜜多（彼岸《ひがん》に至る智慧《ちえ》）の言葉を説くのです。

言葉ごとに書いてみましょう。

故説故説故説故説

故説故説般若般若

般若般若般若般若

波羅蜜多波羅蜜多

波羅蜜多波羅蜜多

呪呪呪呪呪呪

通して書きましょう。

故説般若波羅蜜多呪

呪

書き方のポイント

最終画は、右の空間をしっかりとります。

今日の言葉◆危険だと思うことからは逃げるのも智慧です。行ってはならない所、交わってはならない友もあるからです。

声に出して3回読みましょう。

即《そく》説《せつ》呪《しゅう》曰《わつ》掲《ぎゃ》諦《てい》掲《ぎゃ》諦《てい》波《は》羅《ら》掲《ぎゃ》諦《てい》

■その真言とは、次の通り

その言葉は、「さあ行きましょう、みんなで行きましょう」

言葉ごとに書いてみましょう。

即説呪曰　即説呪曰

即説呪曰　即説呪曰

掲諦　掲諦　掲諦　掲諦

書き方のポイント

即

へんとつくりの傾きの変化に注意しましょう。

曰

横に広く書くようにしましょう。

今日の言葉◆施して喜び、施した自分と施しを受けた人と施した物、この三つを忘れるのが、最上の施しなのです。

掲諦掲諦掲諦掲諦

波羅掲諦　波羅掲諦

波羅掲諦　波羅掲諦

通して書きましょう。

即説呪曰掲諦掲諦波羅掲諦

掲

つくりの下部の囲みは、懐を広くとりましょう。「写経体」では、へんを「羊」にする場合もあります。

諦

ごんべんは、右側をそろえるように書き、中心よりやや左に収めます。「帝」の最後の縦画はゆったり下にのばしましょう。

声に出して3回読みましょう。

波《は》羅《ら》僧《そう》掲《ぎゃ》諦《てい》菩《ぼ》提《じ》薩《そ》婆《わ》呵《か》般《はん》若《にゃ》心《しん》経《ぎょう》

■「成就《じょうじゅ》・完成・祝福」を表す結びの言葉

「悟《さと》りの彼岸《ひがん》に行きましょう」。これが、般若心経です。

言葉ごとに書いてみましょう。

波羅僧　波羅僧　波羅僧

掲諦　掲諦　掲諦　掲諦

菩提　菩提　菩提　菩提

書き方のポイント

僧

にんべんの形に注意し、へんとつくりの間をゆったりとります。

薩婆訶　薩婆訶　薩婆訶

薩婆訶　薩婆訶　薩婆訶

般若心経　般若心経

通して書きましょう。

波羅僧揭諦菩提薩婆訶般若心経

婆

「波」をコンパクトに書き、「女」の横画をゆったり書くことで、バランスをとりましょう。

訶

「可」の縦画は、しっかりはね、右側に空間を広くつくるようにしましょう。

今日の言葉◆般若心経は、時空を超えてすべての人々の幸せを願う、大いなる「気づき」なのです。

第九部のおさらい

第九部のお経を通して書いてみましょう。

故説般若波羅蜜多呪

即説呪曰掲諦掲諦波羅掲諦

波羅僧掲諦菩提薩婆訶
般若心経

解釈

即説呪曰《そくせつしゅうわつ》：「だから真言《しんごん》を説いて言《と》うのだ」という意味。

菩提薩婆訶《ぼじそわか》：結びの言葉です。「これで、仏さまの偉大な智慧《ちえ》の完成の言葉は終わりました」となります。

掲諦掲諦波羅掲諦波羅僧掲諦菩提薩婆訶《ぎゃていぎゃていはらぎゃていはらそうぎゃていぼじそわか》：この最後の真言はサンスクリット語の音のまま。大変に霊力《れいりき》があるので、このまま覚えて、ぜひとなえてみてください。三回繰り返してとなえると、願いごとがかなうといわれています。

全文を通して書いてみましょう（一）

左側の文字を見ながら、なぞっていきましょう。

摩訶般若波羅蜜多心経

摩訶般若波羅蜜多心経

観自在菩薩行深般若波羅蜜多時照見五

観自在菩薩行深般若波羅蜜多時照見五

蘊皆空度一切苦厄舎利子色不異空空不

蘊皆空度一切苦厄舎利子色不異空空不

異色色即是空空即是色受想行識亦復如

異色色即是空空即是色受想行識亦復如

是舎利子是諸法空相不生不滅不垢不浄

是舎利子是諸法空相不生不滅不垢不浄

不増不減是故空中無色無受想行識無眼

不増不減是故空中無色無受想行識無眼

今日の言葉◆父母を喜び敬うものの家は、仏や神の宿る家である（『禅聖典』より）。

全文を通して書いてみましょう（二）

左側の文字を見ながら、なぞっていきましょう。

耳鼻舌身意無色声香味触法無眼界乃至
耳鼻舌身意無色声香味触法無眼界乃至

無意識界無無明亦無無明尽乃至無老死
無意識界無無明亦無無明尽乃至無老死

亦無老死尽無苦集滅道無智亦無得以無
亦無老死尽無苦集滅道無智亦無得以無

所得故菩提薩埵依般若波羅蜜多故心無

所得故菩提薩埵依般若波羅蜜多故心無

罣礙無罣礙故無有恐怖遠離一切顛倒夢

罣礙無罣礙故無有恐怖遠離一切顛倒夢

想究竟涅槃三世諸佛依般若波羅蜜多故

想究竟涅槃三世諸佛依般若波羅蜜多故

今日の言葉◆病のないは第一の利、足るを知るは第一の富、信頼あるは第一の親しみ、悟りは第一の楽しみ（『禅聖典』より）。

全文を通して書いてみましょう（三）

左側の文字を見ながら、なぞっていきましょう。

得阿耨多羅三藐三菩提故知般若波羅蜜
得阿耨多羅三藐三菩提故知般若波羅蜜

多是大神呪是大明呪是無上呪是無等等
多是大神呪是大明呪是無上呪是無等等

呪能除一切苦真実不虚故説般若波羅蜜
呪能除一切苦真実不虚故説般若波羅蜜

多呪即説呪曰　掲諦掲諦波羅掲諦

多呪即説呪曰　掲諦掲諦波羅掲諦

波羅僧掲諦　菩提薩婆呵

波羅僧掲諦　菩提薩婆呵

般若心経

般若心経

これで写経は終わりです。

今日の言葉◆すべての人には仏性があります。自分の中の仏を見出してみましょう。

巻頭のお手本を使って写経しましょう

50日間、おつかれさまでした。本書の写経を全部終え、完成したいま、どんな心境でしょうか。写経は、繰り返すことで、その都度、新たな気づきが得られるものです。同じ言葉でも、その時の心境によって感じ方が違うこともあるでしょう。本書が合いましたら、ぜひ、2冊、3冊と書き写しを続けてみて、もっともっと般若心経の奥深い世界を感じてみてください。

さらに本格的に写経に取り組んでいただけるように、巻頭に般若心経全文のお手本も用意しました。それぞれの言葉の意味を思い出しながら、通して書いてみてください。書道用品店や文具店などでは、あらかじめ罫線の入った「写経用紙」が市販されていますので、そうしたものを使用してもよいでしょう。

筆記具もいろいろ

写経のための筆記具には、決まりはありません。「硬筆」と呼ばれるものは、えんぴつやボールペン、万年筆など、筆記具によって線の表現が実にさまざま。メーカーによって書き味も異なります。いろいろ使い分けてみて、それぞれの味わいの違いを楽しんでみてください。

各筆記具のおもな特徴

えんぴつ

やわらかい表現が特徴。芯の硬さによって、線の太さや表現が異なります。硬めの芯だとくっきりした印象に、やわらかい芯だと線の太さに変化をつけやすいため、さまざまな表現が可能です。

ボールペン

細い線でくっきり書くことができ、シャープな印象に仕上げたいときに適しています。水性や油性インク、ペン先の太さも細書き用、太書き用など種類が豊富にあります。

万年筆

ペン先が細いものから太いものまで、各種タイプが市販されています。また、万年筆はペン先がしなるように作られていますから、筆圧によって線の太さに強弱をつけることができるのも魅力です。

特典

完成した写経を納経できます

納得がいく写経ができましたら、本書で経文解説をしてくださった高台寺のご厚意により納経することができます。

ぜひ会心作をお送りください。

高台寺への送付の仕方

【あて先】
〒605-0825
京都府京都市東山区下河原町526
高台寺「Gakken・えんぴつ写経」納経係

※納経は、お一人様一回一作品とさせていただきます。（納経料はいただきません）
※送料は、読者（送り主）の負担でお送りください。

この本で使われている字体について

般若心経には写経体が使われています

『般若心経』が日本に伝えられたのがいつなのか、正しい年代はわかっていませんが、奈良時代にはすでに広く普及していました。以降、長い年月、多くの人の手によって書きつがれてきましたが、時代ごとに少しずつ経文の文字は違っています。それぞれの時代に日常的に使われていた字を使っていたのです。実は基本はあまり変わっていません。それが、「写経体」（写経文字）」といわれるものです。

「写経体」には、現代ではほとんど使われていない難しい漢字が多くあります。この本では、少しでも多くの方に写経に親しんでもらえるよう、なるべくふだん使われている漢字にしましたが、いくつかは「写経体」のまま残しています（下の表が主な「写経体」と新しい字体の比較です）。

主な写経体（上が写経体、下が新しい字体です。）

写経体	般	若	經	薩	切	聲	觸	盡	埵
新しい字体	般	若	経	薩	切	声	触	尽	埵

写経体	所	罣	礙	恐	等	能	虛	說	佛
新しい字体	所	罣	礙	恐	等	能	虚	説	仏

伝統的な写経体をぜひ味わってください

もちろん、『般若心経』は、そうした古い漢字で書かなくてはいけないということはありません。最近では、現在使われている新しい漢字で書き表されている本も多く出版されています。全ての文字を新しい字体にしているお手本もあります。

ただ、中国語に翻訳されてから今に至るまで、長い年月書きつがれてきた「写経体」は、やはり美しいものです。機会があれば本格的で伝統的な「写経体」もご覧いただいて、文字の美しさもぜひ味わっていただきたいと思います。

この本のお手本は、奈良時代の「隅寺心経《すみでらしんぎょう》」に使われたものをベースにしています。これは、弘法大師《こうぼうだいし》（空海）が書いたとも言われるもので、その後もたくさんの人たちがお手本にしてきたものです。

梵《ぼん》語を訳した漢字はそのままなぞりましょう

『般若心経』には、右に挙げた写経体以外に、日常ではほとんど見たことのないようなもっと難しい漢字も使われています。

例

阿《あ》耨《のく》多《た》羅《ら》三《さん》藐《みゃく》三《さん》菩《ぼ》提《だい》

掲《ぎゃ》諦《てい》掲《ぎゃ》諦《てい》　波《は》羅《ら》掲《ぎゃ》諦《てい》

右の例はインドの言葉（サンスクリット語）の音を、中国語の漢字に当てたものです。ぜひ繰り返し音読してみて、書くときにも、この漢字のまま写すようにして書いていきましょう。

監修

川島隆太教授 東北大学 加齢医学研究所

1959年千葉県に生まれる。1985年東北大学医学部卒業。同大学院医学研究科修了。医学博士。スウェーデン王国カロリンスカ研究所客員研究員。東北大学助手、同専任講師を経て、現在同大学教授として高次脳機能の解明研究を行う。脳がどの部分にどのような機能があるのかを調べる研究の、日本における第一人者。宮城県蔵王町観光大使。

協力

◆般若心経・解説

高台寺 後藤典生 北政所ねね様四百年遠忌委員長

著書に『こころ惑うときに』(ふたば書房)、『気負っているあなたへ』(かもがわ出版)。

◆般若心経・書と書き方解説

荒井湧山 日展会友、読売書法会理事

梅原清山に師事。東大寺南大門金剛力士像阿形像胎内経、薬師寺国宝東塔大修理特別写経「舎利礼文」手本、薬師寺国宝東塔四相像結縁特別写経『舎利和讃』手本など執筆。正倉院宝物特別調査(紙巻筆)調査研究員。

参考文献

『禅聖典』(臨済宗連合各派布教団発行)
般若心経現代語訳、仏陀の教えを引用。

カバーイラストほか
アカネ ウィズリヒト代表。ホスピタルアート事業も手がける。

イラスト(10.11ページ)
長野美里

カバー/本文デザイン
株式会社弾デザイン事務所

DTP
株式会社アド・クレール

※本書は2006年12月に発行した『般若心経脳ドリルえんぴつ写経』(小社刊)を再編集したものです

50日間で味わう　心整う　脳イキイキ
般若心経なぞり書き
えんぴつ写経
2024年10月8日　初版第1刷発行

発行人	土屋 徹
編集人	滝口勝弘
編集担当	友澤和子
発行所	株式会社Gakken 〒141-8416　東京都品川区西五反田2-11-8
印刷所	中央精版印刷株式会社

《この本に関する各種お問い合わせ先》
■ 本の内容については、下記サイトのお問い合わせフォームよりお願いします。
　https://www.corp-gakken.co.jp/contact/
■ 在庫については　Tel 03-6431-1250(販売部)
■ 不良品(落丁、乱丁)については　Tel 0570-000577
　学研業務センター　〒354-0045　埼玉県入間郡三芳町上富279-1
■ 上記以外のお問い合わせ　Tel 0570-056-710(学研グループ総合案内)

©Gakken
※本書の無断転載、複製、複写(コピー)、翻訳を禁じます。
本書を代行業者等の第三者に依頼してスキャンやデジタル化することは、たとえ個人や家庭内の利用であっても、著作権法上、認められておりません。
学研グループの書籍・雑誌についての新刊情報・詳細情報は、下記をご覧ください。
学研出版サイト　https://hon.gakken.jp/